应考掌中宝

生理学速记

主　编　朱大诚
副主编　明海霞　李金国　黄小平　高胜利
编　委　（按姓氏笔画排列）

王艳辉　朱大诚　伍庆华　刘丽红
李　杨　李金国　吴　江　张义伟
尚曙玉　明海霞　高胜利　黄小平
董献文

中国中医药出版社
·北京·

图书在版编目(CIP)数据

生理学速记/朱大诚主编.—北京:中国中医药出版社,
2016.8(2023.12重印)
(应考掌中宝)
ISBN 978-7-5132-3227-2

Ⅰ.①生… Ⅱ.①朱… Ⅲ.①人体生理学-医学院校-自学
参考资料 Ⅳ.①R33

中国版本图书馆 CIP 数据核字(2016)第 058666 号

中国中医药出版社出版
北京经济技术开发区科创十三街31号院二区8号楼
邮政编码 100176
传真 010 64405721
廊坊市佳艺印务有限公司印刷
各地新华书店经销

*

开本 880×1230 1/64 印张 3.375 字数 107 千字
2016 年 8 月第 1 版 2023 年 12 月第 2 次印刷
书号 ISBN 978-7-5132-3227-2

*

定价 12.00 元
网址 www.cptcm.com

如有印装质量问题请与本社出版部调换(010 64405510)
版权专有 侵权必究
服务热线 010 64405510
购书热线 010 89535836

微信服务号 zgzyycbs

微商城网址 https://kdt.im/LIdUGr
官方微博 http://e.weibo.com/cptcm
天猫旗舰店网址 http://zgzyycbs.tmall.com

前 ○ 言

　　为了帮助中医药院校考生学习、复习和应考,我们在全国中医药院校遴选了具有丰富的专业教学经验以及相关考试辅导和培训经验的一线教师,编写了本套"应考掌中宝"丛书。本丛书以全国高等中医药院校规划教材及其教学大纲为基础,结合编者们在各自日常专业教学及各种相关考试辅导和培训中的经验,并参照研究生入学、临床执业医师资格等考试的要求编写而成。是对教材全部考点进行系统归纳的一套便携式学习、应考用书。本丛书的编写顺序与教材的章节顺序基本相同,可以为中医药院校本科生、专科生、中医药成人教育学生、中医执业医师资格考试人员及其他学习中医药的人员同步学习和复习提供帮助,使学习、应考者能快速掌握学习重点、复习要点和考试难点。

　　本丛书包括《中医基础理论速记》《中医诊断学速

记《中药学速记》《方剂学速记》《针灸穴位速记》《推拿学速记》《内经速记》《伤寒论速记》《金匮要略速记》《温病学速记》《正常人体解剖学速记》《生理学速记》和《生物化学速记》等 13 个分册。本丛书具有以下特点：① 内容简明直观，高频考点全覆盖；② 重要考点归纳到位，符合记忆和复习规律；③ 浓缩精华，其"短、平、快"的形式和"精、明、准"的内容结合完美。方便考生在短时间内把握考试精髓，抓住常考点和必考点，稳而准地拿到高分，顺利通过考试。

中国中医药出版社
2015 年 2 月

编写◦说明

　　生理学是研究正常人体生命活动规律的科学，是学习中医和西医的必修课；同时又是生物学、解剖学、组织胚胎学与其他医学基础课及临床课的桥梁课程，因此，生理学是医学类专业的一门重要基础课程。众所周知，生理学课程专于探究生命现象过程的机制，知识深奥、抽象、难于理解和记忆，这给学生带来很大困难，甚至影响到学生学习的积极性。如何将复杂、深奥、抽象、凌乱、枯燥、难懂的知识变得简单、明了、具体、有序、生动、易懂，便于学生理解和记忆，是摆在我们生理学教师面前的重要任务，也是生理学教学的重点和难点。为此，我们在中国中医药出版社的指导下，组织长期担任生理学教学的一线教师编写了本书。其目的是帮助学生全面复习生理学知识，加深对生理学理论知识的理解，并且帮助学生学会归纳、总结所学的生理学知识点，能让学生学会运用生理学理论知识去分析和处理某些实际问题，从中让学生熟悉考试技巧，适应执业医师及各类职称考试。

本书是以全国中医药行业高等教育"十三五"规划教材《生理学》(中国中医药出版社 2016 年出版)为蓝本编写而成。内容紧扣教学大纲和规划教材的相应知识点。在章节编排上与主干教材完全一致，每章以知识点为主线，主要采用表格或流程图的方式对重点、难点知识进行科学整合、高度浓缩，归纳、小结，使之简明扼要、条理分明、重点突出、易读易记。对于重点及考试频率高的知识点以"▲"符号注明。

本书适合于高等中医药院校和西医院校各层次学生掌握生理学知识使用，也可作为自学考试学生、成人教育学生、进修生、执业医师、研究生的生理学考试强化复习使用，还可供青年教师教学参考使用。

由于我们水平有限，加之时间仓促，不足之处在所难免，恳请使用本书的广大读者提出宝贵意见，以便再版时完善和提高。

朱大诚

2016 年 5 月

目 录

第一章　绪　论

第二章　细胞的基本功能

第九章　感觉器官的功能

第十章　神经系统的功能

第一章 ○ 绪 论

第一节 生理学的研究内容

1.1 生理学的概念 生理学是研究正常生命活动规律的科学，是生物学的一个分支。

1.2 生理学研究的三个水平比较（表 1-1）

表 1-1 生理学研究的三个水平

研究水平	研究对象	阐明的内容
细胞、分子水平	细胞和构成细胞的分子	细胞的生理特性，构成细胞的各个分子的物理化学特性
器官、系统水平	器官和系统	器官或系统的功能、它在机体中所起的作用、它的功能活动的内在机制，以及调控其活动的各种影响因素

研究水平	研究对象	阐明的内容
整体水平	完整的机体	以完整的机体为研究对象,观察和分析在各种生理条件下不同的器官、系统之间互相联系、互相协调的规律

1.3 急性、慢性动物实验的概念及优缺点比较(表 1-2)

表 1-2 急性、慢性动物实验的概念及优缺点

实验类型	概　念	优　点	缺　点
急性在体实验	在局麻或全身麻醉下对整体动物进行的实验	方法简单,易于控制条件,有利于观察器官间的具体关系和分析某一器官功能活动的过程与特点	与正常生理情况下的功能活动仍有差别
急性离体实验	将所需的动物器官或组织按照一定的程序从动物机体上分离下来,置于人工环境中进行研究的一种实验方法	能摒弃组织或器官在体内受到的多种生理因素的综合作用,能确定某种因素与特定生理反应的关系	实验得出的结论不能直接推广至整体时的情况
慢性实验	在一段时间内观察动物整体活动或某一器官对于体内情况或外界条件变化时的反应	所观察到的实验结果比较符合于客观实际,正确可靠	时间长,对实验设备和技术要求高,影响因素较多,因而难度较大

第二节 生命活动的基本特征

1.4 刺激 能被机体、组织、细胞所感受的生存环境条件的改变,称之为刺激。如电、温度、压力、化学刺激等。

1.5 反应 由刺激引起机体内部代谢过程及外部活动的改变称为反应。

1.6 兴奋与抑制 是反应的两种表现形式。一种由安静转变为活动,或由活动弱转变为活动加强,称为兴奋。另一种反应与兴奋相反,表现为活动的减弱或静止,这种反应称为抑制。

▲1.7 生命活动基本特征的概念及其意义比较(表1-3)

表1-3 生命活动基本特征的概念及其意义

基本特征类型	概　念	意　义
新陈代谢	机体与环境之间不断地进行物质交换和能量交换,以实现自我更新的过程	生命活动的最基本特征,新陈代谢一旦停止,生命也就随之结束
兴奋性	细胞、组织或机体对刺激产生反应的能力或特性	是生物体对环境变化作出适应性反应的基础

基本特征类型	概　念	意　义
适应性	指机体随内外环境的变化而能作适当的反应,使自身与环境间仍保持和谐状态	维持稳态,保护机体,适应生成
生殖	人体生长发育成熟到一定阶段后,男、女性发育成熟的生殖细胞相结合,形成与自己相似的子代个体	产生新的个体,保证种族延续

第三节　机体的内环境与稳态

1.8　体液的分布

水+溶质→体液
（占体重60%）
→细胞内液（40%）
→细胞外液（20%）（血浆、组织液、淋巴液、脑脊液、房水等）

▲1.9　内环境的概念及其作用　细胞外液是组织、细胞直接接触的生存环境,故将细胞外液称为机体的内环境。内环境的作用:① 为细胞提供必要的理化条件;② 为细胞提供营养物质和氧气;③ 接受来自细胞的代谢终产物。

1.10　内环境稳态的概念及其生理意义　维持内环境理化性质相对恒定的状态称为内环境稳态。包括其组成成分、相互比例、酸碱度、温度、渗透压等方面保持相对稳定。其生理意义在于内环境稳态是细胞进行正常生命活动的必要条件。

第四节　机体功能的调节机制

1.11　反射的概念　在中枢神经系统的参与下，机体对内外环境刺激作出的有适应意义的规律性反应。

1.12　反射弧的组成及其功能(表1-4)

表1-4　反射弧的组成及其功能

组　成	功　　能
感受器	感受内外环境变化的刺激，并转化成为电信号
传入神经	将感受器传来的信息以电冲动的形式传向神经中枢
反射中枢	对内外环境传来的变化信息进行综合分析，并传出指令
传出神经	将中枢指令以神经冲动的形式传向外周效应器(肌肉、腺体等)
效应器	产生效应，即完成生理活动

▲1.13　机体生理功能调节方式、概念、特点及其意义(表1-5)

表1-5　机体生理功能调节方式、概念、特点及其意义比较

调节方式	概　念	特　点	意　义
神经调节	神经系统的活动通过神经纤维的联系,对机体各组织、器官和系统的生理功能发挥调节作用	迅速、精确、短暂、局限	主要参与机体内环境的快速反应
体液调节	体内产生的一些特殊化学物质通过组织液或血液循环途径对某些组织或器官的活动进行调节的过程	缓慢、广泛、持久	主要参与机体生长、发育、代谢、生殖等持续慢性发生
自身调节	组织或器官不依赖于神经和体液调节,而是由其自身特性对内外环境变化产生适应性反应的过程	局限、调节幅度小、灵敏度低	局部组织功能活动的调节

▲1.14　反馈、负反馈、正反馈及前馈的概念

反馈是反馈信息调整控制部分活动的过程。① 负反馈:反馈信息减弱控制部分活动的过程,如减压反射意义:维持稳态。缺点:滞后、波动。② 正反馈:反馈信息增强控制部分活动的过程。意义:加速生理过程,

如分娩、血凝。③前馈：控制部分在反馈信息到达之前已由某种监控装置在受到刺激后预先发出信息（前馈信息）的影响，及时纠正其指令可能出现的偏差。

1.15 前馈控制系统与负反馈控制系统(表1-6)

表1-6 前馈控制系统与负反馈控制系统的比较

	前馈控制系统	负反馈控制系统
意 义	具有预见性，提前作出适应性反应，防止干扰	仅能在受到干扰后，恢复到原先的稳定水平，存在滞后性
稳定性	无波动，较稳定	存在波动，逐渐稳定
速 度	发挥作用比较迅速	发挥作用比较缓慢
结 果	可能预见失误而发生偏差	出现偏差后才引起纠正

（江西中医药大学　朱大诚）

第二章 ◎ 细胞的基本功能

第一节 细胞膜的物质转运功能

2.1 细胞膜的结构和化学组成液态镶嵌模型

细胞膜
├─ 脂质：以双分子层形式排列构成细胞膜基本骨架
│ ├─ 磷脂：占脂质 70% 以上
│ ├─ 糖脂：少量
│ └─ 胆固醇：含量<30%，含量增高，膜流动性下降
│
├─ 蛋白质：占细胞膜重量 55%，主要有表面蛋白和整合蛋白两种形式
│ ├─ 参与物质的跨膜转运
│ ├─ 参与信息传递
│ └─ 参与能量转化
│
└─ 糖类：不超过细胞膜重量的 10%
   └─ 参与细胞识别、黏附等功能

2.2 细胞膜的跨膜物质转运功能总览

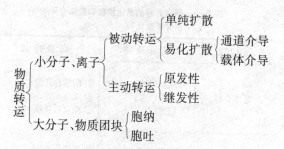

2.3 被动转运 小分子物质顺浓度差扩散、不需要消耗能量的转运方式称为被动转运。被动转运分为单纯扩散和易化扩散。

▲2.4 单纯扩散 在生物体中,细胞外液和细胞内液中的脂溶性溶质分子顺浓度差跨膜转运,称为单纯扩散,如 O_2、CO_2 等物质的转运就是此种方式。

2.5 易化扩散 体内有些不溶于或难溶于脂质的小分子物质不能直接跨膜转运,但在细胞膜中的某些特殊蛋白质协助下,也能顺浓度梯度跨膜转运,这种转运形式称为易化扩散,分为通道和载体介导两种不同类型。

▲2.6 两种易化扩散方式不同点(表2-1)

表2-1 通道介导的易化扩散和载体介导的
易化扩散比较

易化扩散	常见分类	自身特点
通道介导	① 配基门控； ② 电压门控； ③ 机械门控	① 间断性开放； ② 无饱和性； ③ 相对特异性
载体介导	葡萄糖载体 氨基酸载体	① 构相改变； ② 结构特异性高； ③ 饱和现象； ④ 竞争性抑制

▲2.7 **主动转运** 细胞膜通过本身的某种耗能过程将某些物质分子或离子逆浓度差或逆电位差进行的转运过程，称为主动转运，如钠泵、质子泵、钙泵等。

2.8 **钠泵活动意义** ① 每分解1分子ATP,可泵出 3 个 Na^+,同时泵入 2 个 K^+,故称生电钠泵。② 造成细胞内高 K^+,这是许多代谢过程必需条件。③ 钠泵将 Na^+ 排出细胞,将减少水分子进入细胞,维持细胞正常体积。④ 建立起势能储备。

2.9 胞纳与胞吐(表2-2)

表2-2 胞纳与胞吐比较

分 类		定 义	举 例
胞纳	吞噬	细胞外固体大分子或物质团块进入细胞内	细菌、病毒、异物等的吞噬
	胞饮	细胞外液体大分子物质进入细胞内 有些需要受体介导,称受体介导胞纳	大分子营养物质吸收
胞吐		物质由细胞排出的过程	神经递质的释放、内分泌激素的释放等

第二节 细胞的跨膜信号转导功能

2.10 **配体** 细胞间传递信息的物质多达数百种,包括各种神经递质、激素、细胞因子、气体分子等信号物质,此细胞外信号物质统称为配体。

2.11 **受体** 即存在于细胞膜或细胞内的特殊蛋白质,即细胞接受信息的装置,能特异性识别生物活性分子并与之结合,进而诱发生物效应。

2.12 细胞膜受体介导的信号转导(表2-3)

表2-3 细胞膜受体介导的信号转导类型

受体分子	受体分子特点	配 体
G 蛋白耦联受体	胞外域结合配体,胞内域有活化 G 蛋白的部位	广泛,如乙酰胆碱等神经递质;甲状旁腺激素等
酶联型受体酪氨酸激酶受体	胞外域结合配体,胞内域具有酶活性	胰岛素、生长因子、细胞因子等
离子通道型受体	本质为可结合配体的化学门控离子通道	多为神经递质如乙酰胆碱、γ-氨基丁酸、甘氨酸等

第三节 细胞的生物电现象

▲**2.13 兴奋性与兴奋** 兴奋性是指细胞在受刺激时产生动作电位的能力。兴奋是指产生动作电位的过程。

2.14 跨膜电位 生物细胞以膜为界,膜内外的电位差称为跨膜电位,简称膜电位。细胞的生物电现象主要有两种表现形式:一是安静状态下的静息电位;二是兴奋时的动作电位。

▲**2.15 静息电位与极化** 细胞安静时,存在于细胞

膜内外两侧的电位差称为静息电位。体内所有细胞的静息电位都表现为细胞膜内侧为负电位，外侧为正电位。这种在静息时膜内负电位、膜外正电位的状态称为膜的极化。

▲2.16 **动作电位** 可兴奋细胞在受刺激发生兴奋时，细胞膜在原有静息电位的基础上发生一次迅速、可逆、可扩布的电位变化，称为动作电位。动作电位是各种可兴奋细胞发生兴奋时具有的特征性表现，是兴奋的标志。

▲2.17 **动作电位特征** ① 全或无定律。当给予细胞的刺激强度太小时，动作电位不会出现；只有刺激强度达到阈值时才可引发动作电位，且产生的动作电位幅度固定，不会因刺激强度的增大而增大。② 不衰减传导。动作电位产生后，其幅度大小不变地向周围扩散。

▲2.18 **静息电位与动作电位**（表2-4）

表2-4 静息电位与动作电位的比较

比较内容	静息电位	动作电位
是否跨膜电位	是	是
变化情况	通常情况下是稳定的电位	是一快速、短暂、可逆的变化

比较内容	静息电位	动作电位
产生条件	细胞膜处于安静、未受刺激作用	细胞膜受到刺激而产生兴奋时
离子形成基础	K^+外流(K^+平衡电位)	Na^+内流(Na^+平衡电位)
传播情况	不能传播	能传播,且为非衰减性
意义	是细胞安静时处于极化状态的标志,是一种势能储备	是细胞受到刺激产生兴奋的标志

▲2.19 **刺激引起兴奋应具备的三个条件** 即一定的强度、一定的持续时间以及一定的时间-强度变化率。

2.20 **阈值与阈刺激** 一般指的是强度阈值,即在刺激作用时间和强度-时间变化率都固定不变的条件下,能引起组织细胞兴奋所需的最小刺激强度。达到这种强度的刺激称为阈刺激。

▲2.21 **阈电位** 是细胞膜本身膜电位变化过程的瞬间数值,当膜电位去极化达到某一临界值时,就出现膜上 Na^+通道大量开放,Na^+大量内流而产生动作电位,膜电位的这个临界值称为阈电位。

▲2.22 局部电位与动作电位(表2-5)

表2-5 局部电位与动作电位的比较

比较内容	局 部 电 位	动 作 电 位
刺激强度	由阈下刺激所引起	由阈刺激或阈上刺激所引起
Na⁺通道开放的数量	较少	大量(受刺激部位 Na⁺通道突然大量开放)
电位变化幅度	小(在阈电位以下波动)	大(阈电位及以上)
不应期	无	有
等级性	有大小之分	无
总和	有,包括时间或空间总和	无
"全或无"现象	无	有
传播特征	呈电紧张性扩布,随时间及距离的延长而衰减,传播距离较近	以相同的幅度(强度)向远处传播,直到整个细胞膜均兴奋为止,不随传导距离和时间的延长而衰减,表现为非衰减性传导
结果	可导致受刺激的膜局部出现一个较小的膜的去极化变化	可导致该细胞去极化产生动作电位,并引发细胞功能状态的显著变化

▲ 2.23 细胞兴奋后兴奋性的变化及机制 (表 2-6)

表 2-6 细胞兴奋后兴奋性的变化

兴奋性变化	概 念	兴奋性	产 生 机 制
绝对不应期	兴奋发生最初一段时间内,任何刺激均不能使细胞再次兴奋	无	锋电位期间大部分 Na^+(或 Ca^{2+})通道正处于激活状态或已失活,不能被再次激活
相对不应期	细胞的兴奋性逐渐恢复,受到阈上刺激后可发生兴奋	低于正常	Na^+(或 Ca^{2+})通道开始复活,较强的刺激能引发动作电位
超常期	阈下刺激就可使细胞发生兴奋	高于正常	大部分 Na^+(或 Ca^{2+})通道已复活至静息状态,且此时膜电位离阈电位较近,细胞容易兴奋
低常期	阈上刺激可使细胞发生兴奋	低于正常	膜处于超极化状态,细胞不易兴奋

第四节　肌肉的收缩功能

2.24　横纹肌肌管系统结构和功能要点(表2-7)

表2-7　横纹肌肌管系统结构和功能

肌管系统	来　源	走行方向	重要结构	功　能
横管（T管）	肌膜向内凹陷形成	与肌细胞长轴垂直	L型钙通道	兴奋T管传至细胞深处，并激活其上L型钙通道
纵管（L型管，肌浆网）	肌质网膜	与肌细胞长轴平行	Ryanodine受体（位于连接浆网）；钙泵（位于纵行肌浆网）	是肌细胞内 Ca^{2+} 的储存库，在兴奋-收缩耦联过程中，分别经由Ryanodine受体释放和钙泵回收 Ca^{2+}，引起肌肉收缩和舒张

▲2.25　横纹肌的兴奋-收缩耦联

基本过程如下：

肌膜上的动作电位通过横管系统向肌细胞深处

传导，激活肌膜和横管膜上的L型钙通道

激活的 L 型钙通道通过变构作用激活终池膜上的
钙释放通道,通道开放,Ca^{2+} 释放入胞浆,
使胞浆内的 Ca^{2+} 浓度从安静时的低于 10^{-7} mol/L
升高至 10^{-5} mol/L

胞浆内 Ca^{2+} 浓度的升高启动肌丝滑行过程,肌肉收缩

胞浆内 Ca^{2+} 浓度升高的同时激活纵管膜上的
钙泵,将胞浆的 Ca^{2+} 回收入肌质网,使得胞浆
Ca^{2+} 浓度降低,肌肉即舒张

2.26 影响横纹肌收缩力的因素(表 2-8)

表 2-8 影响横纹肌收缩力的因素比较

影响因素	内 容 说 明
前负荷	① 前负荷是指肌肉收缩以前就加到肌肉上的负荷或阻力。前负荷的大小决定了肌肉收缩的初长度 ② 在一定范围内,前负荷增加,肌肉初长度增加,收缩力增加 ③ 当前负荷增加大于一定范围,肌肉收缩力不但不增加,反而下降
后负荷	① 后负荷是指肌肉在收缩过程开始后所遇到的负荷或阻力 ② 后负荷阻碍肌肉的缩短,不利于肌肉收缩做功

影响因素	内　容　说　明
肌肉收缩力	① 是指与前、后负荷无关的，决定肌肉收缩效能的内在特性 ② 肌肉收缩力主要决定于兴奋-收缩耦联期间胞浆 Ca^{2+} 的水平和肌球蛋白 ATP 酶活性 ③ 许多神经递质、体液物质、病理因素和药物等均可能影响和调节肌肉收缩力

2.27　等长收缩与等张收缩（表 2-9）

表 2-9　等长收缩与等张收缩比较

比较内容	等　长　收　缩	等张收缩
肌肉长度	不变	缩短
肌肉张力	增加	不变
肌小节	有的被拉长，有的缩短	肌小节均缩短
肌丝滑行	不明显	明显
做功情况	不做外功	可做外功
举　例	① 心动周期中左心室等容收缩期时心肌的收缩 ② 人站立时，为了抗重力和维持一定姿势而发生的有关肌肉的收缩主要就是等长收缩	提起一桶水

2.28　单收缩　在实验条件下，给予骨骼肌一次单

个电刺激,可产生一次动作电位,随后引起肌肉发生一次迅速而短暂的收缩,称为单收缩。单收缩整个过程可分为完整的收缩期和舒张期。

2.29 不完全强直收缩 随着刺激频率的增加,若后一个刺激落在前一个刺激引起的收缩过程中的舒张期,则形成不完全强直收缩,肉眼见肌肉跳动,收缩曲线呈锯齿状。

2.30 完全强直收缩 若刺激频率再增加,每一个后续的刺激落在前一个收缩过程中的收缩期,则各次收缩的张力变化和长度缩短完全融合或叠加起来,就形成完全强直收缩,呈顶端光滑的收缩曲线。

(上海中医药大学 董献文)

第三章 血 液

第一节 概 述

3.1 **血液的概念** 血液是一种在心血管系统内循环流动的液体组织,具有运输、缓冲、防御等多种生理功能,对于维持内环境稳态、实现机体各种生理功能有重要意义。

3.2 **血液的组成** 血液是由血浆和血细胞两部分组成的。血浆是淡黄色的液体,血细胞又被分为红细胞、白细胞、血小板。

▲3.3 **血细胞比容** 血细胞在血液中所占的容积百分比,称为血细胞比容,其正常值男性为 $40\%\sim50\%$,女性为 $37\%\sim48\%$。血细胞中红细胞数量最多,血细胞比容的数值反映血液中红细胞数量的相对值。

3.4 血浆

(1) 血浆的化学成分：血浆绝大部分是水，占血浆的 $91\% \sim 92\%$，水中溶解着多种气体（O_2、CO_2）、电解质、小分子的有机物（营养物质、代谢产物及激素）和血浆蛋白等。蛋白质占血浆的 $6\% \sim 8\%$。血浆蛋白主要有三大类：白蛋白、球蛋白和纤维蛋白原。球蛋白又分为 α_1、α_2、β 和 γ 球蛋白。

▲(2) 血浆蛋白的功能（表 3-1）

表 3-1　血浆蛋白的主要功能

功　　能	内　　容
物质运输	作为载体运输脂类物质（增强其在血浆中的水溶性）和小分子物质（防止经肾脏流失）
缓冲功能	白蛋白及其钠盐组成缓冲对，参与保持血浆 pH 的相对恒定
形成胶体渗透压	调节血管内外水的分布，维持血容量
免疫功能	具有多种免疫球蛋白和补体，参与机体的体液免疫
凝血和抗凝血功能	参与凝血、抗凝血和纤溶过程
营养功能	血浆蛋白被细胞吞噬后，分解为氨基酸，用于组织蛋白的合成

3.5　血量　血量是指循环系统中存在的血液总

量,包括在心血管中循环流动的循环血量(占血量的80%),也包括在肝、肺、腹腔静脉丛中的储备血量。正常成人血量占体重的7%～8%。

血量对维持正常血压、保证细胞、组织、器官的血液供应有重要意义。成人一次失血量不超过全身血量的10%时,无明显临床症状,因为通过心脏活动增强、血管收缩、储血库释放血液等活动补偿了循环血量的减少。一次失血量达到全身血量20%以上时,人体来不及代偿,会出现严重的临床症状(血压下降、脉搏加快、四肢冰冷、乏力等)。一次失血量达到全身血量30%以上时,会有生命危险,应立即采取输血抢救。

3.6 血液的理化特性

(1)血液的密度:血液的密度为1.050～1.060,主要取决于血液中红细胞数量;血浆密度为1.025～1.030,主要取决于血浆蛋白的含量。

(2)血液的黏滞性:黏滞性(黏度)是由于血液内部分子或颗粒之间的摩擦所形成的。全血的相对黏滞性为4～5,其大小与所含红细胞的数量成正比,是影响血流阻力的一个重要因素。血浆的相对黏滞性为1.6～2.4,其大小与血浆蛋白的含量成正比。

▲(3)血浆渗透压:① 渗透现象和渗透压:渗透现象是指被半透膜隔开的两种不同浓度的溶液中,水分

子从低浓度溶液向高浓度溶液移动的现象。溶液中溶质颗粒具有的吸引水分子通过半透膜的力量称为渗透压,其大小与溶液中溶质颗粒的数目成正比,与颗粒的种类和大小无关。渗透压是一切溶液所固有的特性。

② 血浆渗透压的组成及意义(表3-2)。

表3-2　血浆晶体渗透压和血浆胶体渗透压的比较

组　成	占总渗透压比例	意　义
晶体渗透压	99.6%(其中 NaCl 占80%)	维持红细胞的正常形态和细胞膜的完整
胶体渗透压	0.4%(主要由白蛋白形成)	调节血管内外水的分布,维持血容量

③ 渗透压与血浆渗透压相等的溶液称为等渗溶液。如0.9%的氯化钠溶液(又称生理盐水)或5%的葡萄糖溶液。低于或高于血浆渗透压的溶液称为低渗或高渗溶液。

(4) 血浆酸碱度:正常人的血浆酸碱度较稳定,pH 值为 7.35～7.45,原因在于:① 血液中存在一系列缓冲对(具有缓冲酸碱作用的物质)。其中最重要的是 $NaHCO_3/H_2CO_3$,其浓度比是 20∶1,说明机体有较多的碱储备。② 肺和肾脏的排泄功能,能不断地排出体内过多的酸或碱,故在正常情况下,pH 值的波动范围极小。

<hr>

第二节 血细胞生理

3.7 红细胞

(1) 红细胞的形态和数量：红细胞(RBC)呈双凹圆盘形，直径 $7\sim8~\mu m$，周边稍厚，中央较薄，有较大的表面积，利于气体扩散。成熟红细胞胞浆内充满血红蛋白，无细胞核。这种形态和结构特点，有助于红细胞携带更多的 O_2。

正常人红细胞的数量有性别差异，男性平均为$(4.5\sim5.5)\times10^{12}/L$，女性平均为$(3.8\sim4.6)\times10^{12}/L$。血红蛋白是红细胞的主要成分，我国正常成年男性血红蛋白正常值为$(120\sim160)g/L$；成年女性为$(110\sim150)g/L$。

▲(2) 红细胞的生理特性(表 3-3)

表 3-3 红细胞的主要生理特性

生理特性	内　容　解　析
可塑变形性	红细胞在通过口径比它的直径小的毛细血管和血窦孔隙时，常发生卷曲变形，通过后又恢复原状，这一特性称为可塑变形性。影响因素：与红细胞膜的弹性、流动性、表面积成正比，与红细胞的黏滞度(如血红蛋白浓度)成反比

（续表）

生理特性	内 容 解 析
渗透脆性	红细胞在低渗盐溶液中发生膨胀、破裂，甚至溶血的特性，称为渗透脆性。渗透脆性小，表示红细胞对低渗盐溶液的抵抗力大；反之，渗透脆性大，则表示抵抗力小，容易破裂。正常人的红细胞一般在 0.42% 的 NaCl 溶液中开始溶血，在 0.35% NaCl 溶液中完全溶血
悬浮稳定性	红细胞具有悬浮于血浆中不易下沉的特性，称为悬浮稳定性，简称血沉(ESR)。正常男性的血沉第一小时末为 0～15 mm，女性为 0～20 mm。红细胞沉降率愈小，表示悬浮稳定性愈大。血浆中球蛋白与纤维蛋白原增多时，红细胞叠连增多，血沉加速。某些疾病如活动期结核、风湿病等，可见血沉加快。血浆中白蛋白、卵磷脂增多，红细胞叠连减少，血沉减慢

（3）红细胞的功能：① 主要功能是运输 O_2 和 CO_2。② 红细胞内有多种缓冲对，参与血浆 pH 的维持。

（4）红细胞的生成及调节：① 红细胞的生成部位及过程：人的红细胞生成部位：在胚胎早期是由卵黄囊造血；从胚胎第二个月开始由肝、脾造血；胚胎发育到第四个月后，骨髓开始造血。人出生后主要在红骨髓造血。红细胞的生成经历三个阶段：多能干细胞阶段、红系祖细胞阶段、原红细胞进一步发育为成熟红细胞阶段。其生成的基本过程为：造血干细胞→多系造血祖细胞→红系祖细胞→原红细胞→早幼红细胞→中幼红细胞→晚幼红细胞→网织红细胞→成熟红细胞。

▲② 红细胞生成的原料(表3-4):合成血红蛋白的基本原料是蛋白质和铁。

表3-4　红细胞生成中各种原料的来源、功能及缺失时所致疾病

原　料	来　源	功　能	缺失所致疾病
蛋白质	食物	合成血红蛋白	较少见
铁	内源性铁(体内铁的再利用循环)占95%,外源性铁(食物)占5%	是合成血红蛋白的必需原料	小细胞低色素性贫血
维生素 B_{12}	直接来自动物性食物,需内因子帮助其吸收	是合成 DNA 的重要辅酶,参与叶酸活化	巨幼红细胞性贫血
叶酸	由食物提供	参与 DNA 合成	巨幼红细胞性贫血

▲③ 红细胞生成的调节(表3-5)

表3-5　红细胞生成的主要调节因素

造血调节因子	来　源	功　能
爆式促进因子(BPA)	由白细胞生成	促进早期红系祖细胞的增殖,而晚期红系祖细胞对 BPA 不敏感

造血调节因子	来　源	功　　能
促红细胞生成素（EPO）	主要由肾脏生成，肝脏也可少量生成	促进晚期红系祖细胞增殖，低氧可刺激 EPO 分泌
雄激素	性腺、肾上腺	促进肾脏分泌 EPO，增加骨髓红系祖细胞的数量，促进红细胞生成

（5）红细胞的寿命与破坏：红细胞的平均寿命为120 天。衰老的红细胞可塑变形性减退，而渗透脆性增加，在湍急血流中极易因机械冲撞而破坏，或者容易滞留在脾脏被巨噬细胞所吞噬。

3.8　白细胞

（1）白细胞的数量和分类：白细胞（WBC）是一类无色有核的细胞，正常成年人白细胞总数为（4.0～10.0）$\times 10^9$/L。白细胞数目的生理性变动：新生儿高于成年人；进食、疼痛、情绪激动及剧烈运动时均可升高；女性在月经期、妊娠期和分娩白细胞数量升高；白细胞数目有昼夜变动，下午较清晨高。

（2）白细胞的分类、计数及功能（表 3-6）。

（3）白细胞的生产与调节：白细胞起源于骨髓中的造血干细胞，分化为多潜能干细胞→各类细胞的定向祖细胞→可识别的前体细胞→成熟的各种粒细胞、单核细胞和淋巴细胞。

表3-6 白细胞的分类、计数及功能比较

分类及计数		生理功能
粒细胞	中性粒细胞 (50%~70%)	渗出性、趋化性和吞噬能力都很强，可吞噬清除细菌异物、抗原抗体复合物以及衰老、坏死的细胞和组织碎片。
	嗜酸性粒细胞 (0%~7%)	抑制嗜碱性粒细胞、肥大细胞在速发型超敏反应中的作用；参与对蠕虫的免疫反应。
	嗜碱性粒细胞 (0%~1%)	释放肝素具有抗凝作用；释放组胺、白三烯、超敏慢反应物质引起超敏反应；释放嗜酸性粒细胞趋化因子A，能吸引嗜酸性粒细胞聚集于局部，来减轻超敏反应。
无粒细胞	淋巴细胞 (20%~40%)	T淋巴细胞：执行细胞免疫 B淋巴细胞：产生抗体，执行体液免疫 自然杀伤细胞(NK细胞)：通过释放细胞毒和淋巴因子，参与抗肿瘤、抗感染、免疫调节和造血调控等多种功能。
	单核细胞 (2%~8%)	单核细胞成熟后转变为巨噬细胞，吞噬能力增加；参与抗原提呈并激发免疫反应；合成释放细胞因子；作为免疫效应细胞，发挥吞噬作用。

由淋巴细胞、单核细胞、成纤维细胞和内皮细胞合成和分泌集落刺激因子(CSF)调节白细胞的生长发育、分化增殖。促进生成的有：GM-CSF、G-CSF、M-CSF(G是

粒细胞缩写,M是单核细胞缩写)、白细胞介素-3(IL-3)等;抑制生成的有:乳铁蛋白和转化生长因子-β等。

(4) 白细胞的寿命:白细胞寿命相差较大,中性粒细胞、嗜酸性粒细胞和嗜碱性粒细胞在血液循环中停留几个小时,之后渗出进入组织发挥作用或死亡。单核细胞进入组织转变为巨噬细胞,寿命数月至数年不等,约10%的巨噬细胞有增殖能力。T淋巴细胞可生存100天以上,B淋巴细胞只生存3~4天。

3.9 血小板

(1) 血小板形态:血小板有两种形态:一种是游离未激活的单个血小板,呈双凸扁盘形,直径2~4 μm;另一种是被激活的黏附的血小板,伸出伪足而呈不规则形。电镜下的血小板内有两种颗粒:α-颗粒内含凝血因子、血小板因子、纤维蛋白原;另一种为致密颗粒,内含5-羟色胺、ATP、ADP、Ca^{2+}、肾上腺素等。

(2) 血小板数量:正常人血小板数量是(100~300)×10^9/L。可有生理性波动,午后、进食、剧烈运动后、妊娠中晚期数量均可升高;静脉血中比动脉血中的数量多;冬季较春季多。当血小板数量少于50×10^9/L时,人体可出现异常自发性出血现象,称为血小板减少性紫癜;当血小板数量过多时,易发生血栓性疾病。

(3) 血小板的生理特性(表3-7)。

表 3-7 血小板的主要生理特性

特 性	内 容
黏附	当血管内膜受损时,血小板黏着于胶原组织上称为血小板的黏附作用,是血小板发挥止血和凝血作用的起始步骤。参与黏附过程的成分:血小板膜糖蛋白、胶原组织、抗血管性假血友病因子和纤维蛋白原等
聚集	血小板黏附后,相互黏着聚合在一起称为血小板聚集。血小板聚集的途径:ADP 途径、血栓烷 A_2(TXA$_2$)途径、血小板激活因子途径及胶原、凝血酶等引起的聚集
释放	在黏附、聚集的同时,血小板将储存在 α-颗粒、致密体和溶酶体中的活性物质释放出来的过程称为血小板释放
吸附	指血小板将血浆中多种凝血因子吸附在其表面的特性,可使受损血管局部的凝血因子浓度升高,促进血液凝固过程
收缩血凝块	血凝块形成后,在 Ca^{2+} 参与下,通过血小板收缩蛋白的作用,使血凝块收缩形成坚实的止血栓,加强止血

▲(4) 血小板的功能(表 3-8)

表 3-8 血小板的主要生理功能

功 能	内 容
参与生理性止血	血小板参与生理性止血的全过程:血小板释放缩血管物质,促进受损伤的血管收缩,减少出血;血小板在血管损伤的内皮处聚集成团,形成血小板血栓,堵塞伤口达到初步止血;血小板促进血液凝固后,在收缩蛋白的作用下使血块收缩而形成坚实的止血栓,从而有效止血

功 能	内 容
促进凝血功能	血小板有很强的促凝作用：血小板表面能吸附多种凝血因子；血小板提供的磷脂表面，促使凝血的发生；血小板释放促凝物质（多种凝血因子和血小板因子）
对血管壁的修复支持作用	正常情况下，血小板能够融入血管内皮细胞，以填补内皮细胞脱落留下的空隙，维持了血管屏障。此外，血小板还可以释放血管内皮生长因子、血小板源性生长因子，促进血管内皮细胞、平滑肌细胞和成纤维细胞的增殖，促进受损血管的修复

（5）血小板的生成与调节：血小板生成过程：造血干细胞→巨核系祖细胞→原巨核细胞→幼巨核细胞→成熟巨核细胞，成熟巨核细胞的胞质伸向骨髓腔并脱落生成血小板入血，其中一半以上随血液循环，其余储存在脾。血小板生成素（TPO）能刺激造血干细胞向巨核系祖细胞分化，并特异性促进巨核系祖细胞分裂增殖，以及巨核细胞的成熟与释放血小板。

（6）血小板的寿命与破坏：平均寿命 7～14 天，衰老的血小板主要在肝、脾和肺组织中被破坏；血小板还可能在发挥生理作用时被消耗。

第三节 生理性止血、血液凝固与
纤维蛋白溶解

3.10 生理性止血

(1) 概念：正常人小血管破损后引起的出血在数分钟内将自行停止，称为生理性止血。出血时间可反映生理性止血功能的状态，正常值为1～3分钟。

(2) 过程：① 小血管收缩。小血管破损可反射性引起血管收缩；血小板释放的5-羟色胺、血栓烷 A_2 等可使血管收缩，减少出血。② 血小板血栓形成。血小板在血管损伤的内皮处聚集形成血小板血栓，堵塞伤口达到初步止血。③ 纤维蛋白血凝块的形成。血液凝固后，在血小板收缩蛋白的作用下使血凝块收缩形成坚实的止血栓，从而有效止血。

3.11 血液凝固

血液由流动的溶胶状态变为不流动的凝胶状态的过程称为血液凝固，简称血凝。这一过程所需要的时间称为凝血时间。血凝的实质是血浆中可溶性纤维蛋白原转变为不溶性的纤维蛋白多聚体，交织成网并网罗血细胞及其他成分，形成血凝块。血凝后1～2小时，血凝块回缩析出淡黄色的液体，称为血清。

（2）凝血因子：血浆与组织中直接参与血凝的物质称为凝血因子。共 14 种，归纳如下：① 除因子Ⅳ（Ca^{2+}）和血小板磷脂外，其余因子均为蛋白质。② 除因子Ⅲ（组织因子）由组织损伤释放外，其余均存在于血浆中。③ 多数因子在肝脏合成，且因子Ⅱ、Ⅶ、Ⅸ、Ⅹ需维生素 K 参与，称为维生素 K 依赖因子，故肝病及维生素 K 缺乏时，这些因子合成受影响。④ 大部分凝血因子以无活性的酶原形式存在，必须经过其他酶的激活，才具有酶的活性。⑤ 因子Ⅶ以活性形式存在，但必须有因子Ⅲ同时存在才起作用。⑥ 因子Ⅲ、Ⅳ、Ⅴ、Ⅷ和 HK 在凝血反应中起辅助因子的作用。

▲（3）血液凝固过程：包括三个基本阶段：① 凝血酶原激活物形成。② 凝血酶原转变成凝血酶。③ 纤维蛋白原转变成纤维蛋白。

（4）血液凝固的两条途径：① 内源性激活途径：指由血浆中的因子Ⅻ被激活所启动的途径。因子Ⅻ→Ⅻa，Ⅻa 激活 Ⅺ→Ⅺa，Ⅺa 激活 Ⅸ→Ⅸa。Ⅸa＋Ⅷ＋血小板膜磷脂（PL）＋Ca^{2+} 组成复合物激活 Ⅹ→Ⅹa。② 外源性激活途径：指由组织损伤释放的因子Ⅲ启动的途径，因子Ⅲ＋Ⅶ形成复合物，在 Ca^{2+} 存在的情况下激活因子Ⅹ→Ⅹa。

（5）凝血酶原激活物：由 Ⅹa＋PL＋Ca^{2+}＋Ⅴa

组成。

3.12 抗凝系统 包括体液抗凝系统和细胞抗凝系统,其中以体液抗凝系统为主。抗凝系统的意义在于防止正常时血管内血液凝固,使血液保持流体状态;血管损伤时,使凝血局限在损伤局部。主要的抗凝物质见表3-9。

表3-9 **体内主要的抗凝物质**

抗 凝 物 质	内　　　　容
组织因子途径抑制物	为体内最主要的生理性抗凝物质,由小血管内皮细胞分泌。机制:① 直接抑制因子 Xa。② 灭活因子Ⅲ-Ⅶ复合物
丝氨酸蛋白酶抑制物	其中最主要的是抗凝血酶Ⅲ。抗凝血酶Ⅲ能与因子Ⅱa、Ⅸa、Ⅹa、Ⅺa、Ⅻa 等分子活性中心的丝氨酸残基结合而抑制其活性。肝素能加强抗凝血酶Ⅲ的活性
肝　　素	由肥大细胞和嗜碱性粒细胞产生。在体内外均有很强抗凝作用,缺乏抗凝血酶Ⅲ时,其作用减弱
蛋白质 C 系统	蛋白质 C 可灭活因子 Va 和Ⅷa,阻碍因子 Xa 与血小板结合,加强纤维蛋白溶解

3.13 纤维蛋白溶解

(1)概念:纤维蛋白被分解液化的过程,简称纤溶。

（2）意义：① 保持血管通畅，有利于损伤组织的修复及血管的再生。② 维持血管内血液处于流体状态。

（3）成分：包括纤溶酶原、纤溶酶、纤溶酶原激活物和纤溶抑制物。

（4）纤溶过程：分两个阶段，即纤溶酶原的激活和纤维蛋白的降解。

（5）纤溶酶原激活物：主要有三类：组织激活物（t-PA）、血管外激活物（如尿激酶 u-PA）、参与内源性凝血的凝血因子和凝血物质（因子ⅩⅡa、激肽释放酶等）。

（6）纤维蛋白的降解：在纤溶酶的作用下将纤维蛋白和纤维蛋白原分割成很多可溶性的小肽，其中部分还有抗凝血作用。

（7）纤溶抑制物：通过抑制纤溶酶或纤溶酶原激活物而抑制纤溶过程，临床上常用的止血药如氨甲苯酸、氨基己酸等可抑制纤溶酶的生成及功能来发挥止血的作用。

第四节 血型与输血

▲3.14 **血型** 广义上指血细胞膜上特异性抗原类型。一般指红细胞血型，即红细胞膜上特异性抗原的

类型。

3.15 红细胞凝集 将血型不相容的两个人的血液混合,会出现红细胞彼此聚集成簇的现象称为红细胞凝集,实质是红细胞膜上特异性抗原(凝集原)和相应的抗体(凝集素)发生的抗原抗体反应。凝集原是指红细胞膜上特异性抗原,凝集素是存在于血清中能与红细胞膜上的凝集原结合的特异性抗体。

3.16 ABO血型系统

▲(1) ABO血型的分型及依据(表3-10)

表3-10 ABO血型的分型依据

血 型	红细胞上的抗原	血清中的抗体
A	A	抗B
B	B	抗A
AB	A+B	无抗A、抗B
O	无A、B	抗A+抗B

(2) ABO血型亚型及分型依据(表3-11)

表3-11 ABO血型亚型的分型依据

血 型	亚 型	红细胞上的抗原	血清中的抗体
A	A_1	A+A_1	抗B
	A_2	A	抗B+抗A_1
B		B	抗A

血 型	亚 型	红细胞上的抗原	血清中的抗体
AB	A_1B	$A+A_1+B$	无抗A、抗A_1、抗B
	A_2B	$A+B$	抗A_1
O		无A、B	抗A+抗B

（3）ABO血型亚型的临床意义：① 输血时将A_2型血输入A_1型体内，将A_2B型血输入A_1B型体内，则给A_1型、A_1B型体内输入一个抗A_1抗体，可与红细胞膜上的A_1抗原发生抗原抗体特异性结合，引起输血反应。② A_2型、A_2B型红细胞比A_1型、A_1B型红细胞的抗原性弱很多，在用抗A凝集素作血型鉴定时，容易将A_2型和A_2B型误诊为O型和B型。

（4）ABO血型抗体：天然抗体，属IgM抗体，分子量大，不能通过胎盘屏障。

3.17 Rh血型系统 是人类红细胞膜表面与恒河猴红细胞膜表面相同的抗原系统，通常将红细胞表面有D抗原的称为Rh阳性；无D抗原的称为Rh阴性。

（1）Rh血型分布：我国汉族和其他大部分民族的Rh阳性率达到99%，Rh阴性率约1%；但在某些少数民族地区Rh阴性率约达15%，所以Rh血型分布极不均衡。

▲(2) Rh 血型系统的抗体：Rh 血型系统血清中不存在抗 Rh 的天然抗体，当 Rh 阴性的人接受 Rh 阳性血液后，才会通过体液免疫产生抗 Rh 抗体（属 IgG 抗体，分子量小，可以通过胎盘屏障），当此人再次接受 Rh 阳性血液时，输入的红细胞因含有 Rh 抗原，则会与 Rh 抗体结合，产生免疫应答，发生严重输血反应。此外，Rh 阴性的母亲孕育 Rh 阳性的胎儿，胎儿的红细胞因某种原因进入母体后，母体内产生抗 Rh 抗体。再次孕育 Rh 阳性的胎儿时，此抗体可通过胎盘进入胎儿血液，影响胎儿红细胞，引起新生儿溶血反应。

3.18 输血

▲(1) 严格遵守输血原则：① 输血前必须鉴定血型，坚持同型输血，每次必做交叉配血试验，根据结果判定能否输血。② 紧急情况下无同型血源时可输 O 型血，应少量缓慢，密切观察有无输血反应。

▲(2) 交叉配血试验：主侧是指将供血者的红细胞与受血者的血清进行配合试验；次侧是指受血者的红细胞与供血者的血清进行配合试验：① 主侧和次侧均无凝集反应，为配血相合，可以输血。② 主侧有凝集反应，为配血不合，不能输血。③ 主侧无凝集反应，次侧有凝集反应，则只能在紧急情况下，少量缓慢输血，并密

切观察有无输血反应。

（3）输血分类：根据来源分为异体和自体输血；根据成分不同分为全血和成分输血。

第四章 ○ 血液循环

4.1 **血液循环及其功能** 血液在心血管内按一定方向周而复始的流动称为血液循环。其最基本的生理功能有：① 物质运输功能。② 实现机体的体液调节。③ 维持机体内环境稳态。④ 实现血液防御功能。⑤ 内分泌功能。

第一节 心肌的生物电现象和生理特性

4.2 **心肌细胞的分类** 根据心肌细胞的组织学、功能和电生理特性，将心肌细胞分为两类。

（1）工作细胞：心房肌细胞、心室肌细胞。特点：具有兴奋性、传导性、收缩性，但无自律性。

（2）特殊分化的心肌细胞：窦房结（P细胞）、房室交界、房室束(希氏束)、左右束支、浦肯野纤维。① 自律细胞:窦房结(P 细胞)、房结区、结希区、房室束、左右束支、浦肯野纤维。特点:具有兴奋性、传导性、自律性,但无收缩性。② 非自律细胞:结区,有兴奋性、传导性,无自律性和收缩性。

▲4.3 心肌细胞的跨膜电位(以心室肌细胞为例)

(1) 静息电位(RP):为 $-80\sim-90$ mV,主要是由 K^+ 外流形成 I_{k1} 平衡电位。

(2) 动作电位(AP):心室肌细胞动作电位复极过程复杂,持续时间长、动作电位升支和降支不对称,包括两个过程(去极化和复极化)和 0、1、2、3、4 五个时期,0 期为去极相;1、2、3、4 期为复极相,其中 2 期平台期是心室肌细胞动作电位的特征性表现。

1) 0 期(去极化期):膜电位由 $-80\sim-90$ mV→$+30$ mV 左右;除极速度:$800\sim1000$ V/s;历时:$1\sim2$ ms。机制:刺激→静息电位上移→达到阈电位→激活快 Na^+ 通道→Na^+ 内流→去极化 0 期。快 Na^+ 通道的特点:① 电压依赖性(阈电位达 -70 mV)。② 激活快、开放快、失活快。③ 阻断剂:河豚毒素(TTX)。

2) 1 期(快速复极初期):膜电位由 $+30$ mV→0 mV 左右,历时:10 ms。机制:快 Na^+ 通道失活→激活 K^+ 通道→K^+ 快速外流→快速复极 1 期。K^+ 通道阻断剂为四乙胺(TEX)与 4 -氨基吡啶(4 - AP)。

3) 2 期(缓慢复极期、平台期):膜电位在 0 mV 持续 100～150 ms。机制:0 期去极化达 -40 mV→激活慢 Ca^{2+} 通道与 K^+ 通道→Ca^{2+} 内流与 K^+ 外流平衡→形成 2 期,是心室肌细胞区别于神经和骨骼肌细胞 AP 的主要特征,也是心室肌 AP 复极较长的主要原因。慢 Ca^{2+} 通道的特点:① 电压依从性(阈电位 -30～-40 mV)。② 激活慢、失活慢、持续时间长。③ 阻断剂:维拉帕米、Mn^{2+}、双氢吡啶类(如硝苯地平)等钙拮抗药。

4) 3 期(快速复极末期):膜电位由 0 mV→ -90 mV,历时:100～150 ms。机制:慢 Ca^{2+} 通道失活→K^+ 继续外流→K^+ 通道通透性↑→再生性 K^+ 外流→快速复极化至静息电位水平。

5) 4 期(恢复期):膜电位恢复到 -90 mV。机制:通过 Na^+- K^+ 泵、Na^+- Ca^{2+} 交换和 Ca^{2+} 泵三者的作用完成。

心房肌细胞的跨膜电位与心室肌基本相似,但平台期不如心室肌细胞明显。心房肌动作电位的时程较心室肌的短,为 150～200 ms。

4.4 自律细胞的跨膜电位及其离子基础 自律细胞动作电位的特点是:没有稳定的静息电位,4 期复极达到的最大电位值为最大舒张电位。

浦肯野细胞动作电位的形成机制:0 期、1 期、2 及

3 期复极的产生机制与心室肌细胞相同;4 期:① I_k:递减性 K^+ 外向电流。② I_f:递增性 Na^+ 内向电流。特点:① 0 期去极化速度快,幅度大。② 4 期不稳定,存在自动去极化现象。③ 4 期自动去极化速度比窦房结 P 细胞的慢,故自律性低。

4.5 心室肌细胞与窦房结 P 细胞动作电位的比较(表 4-1)

表 4-1　心室肌细胞与 P 细胞动作电位的比较

项　目	心室肌细胞	窦房结 P 细胞
电位时相	0、1、2、3、4 期	0、3、4 期(无明显 1、2 期)
电位特征	静息电位大(−90 mV);0 期去极化快,幅度较大(约 130 mV)	最大舒张电位小(−65 ~ −60 mV);0 期去极慢,幅度较小(约 70 mV)
产生机制	0 期:Na^+ 内流(再生性钠内流)	缓慢 Ca^{2+} 内流
	1 期:一过性 K^+ 外流(I_{to})	无
	2 期:K^+ 外流和 Ca^{2+} 内流处于平衡	无
	3 期:K^+ 外流	K^+ 快速外流
	4 期:离子恢复(Na^+-K^+ 泵和 Na^+-Ca^{2+} 交换体、Ca^{2+} 泵)	4 期自动去极化:① I_K:K^+ 外流进行性衰减(主)。② I_{Ca-T}:4 期晚期,缓慢内向电流。③ I_f:Na^+ 进行性增强内向电流

4.6 **其他自律细胞动作电位的特点** 房室交界细胞中,除结区细胞无自律性,房结区和结希区均属于自律细胞,其动作电位与窦房结细胞很相似,但4期自动去极化速度较窦房结细胞为慢。

▲4.7 **心肌细胞的电生理类型**(表4-2)

表4-2 心肌细胞的电生理类型比较

	自律细胞	非自律细胞
快反应	房室束及其分支、浦肯野细胞	心房肌细胞、心室肌细胞
慢反应	窦房结P细胞、房结区和结希区	结区细胞

4.8 **心肌快反应细胞和慢反应细胞动作电位的比较**(表4-3)

表4-3 心肌快反应细胞和慢反应细胞动作电位的比较

项 目	快反应细胞动作电位	慢反应细胞动作电位
动作电位分期	5期(0、1、2、3、4)	3期(0、3、4)
静息电位(最大舒张电位)	大(−80∼−90 mV)	小(−40∼−70 mV)
0期离子通道	快(Na^+)通道	慢(Ca^{2+})通道
通道阻断剂	河豚毒素(TTX)	维拉帕米、Mn^{2+}

4.9 **自动节律性** 心肌细胞在没有外来刺激的条

件下,能自动产生节律性兴奋的特性称为自动节律性,简称自律性。衡量指标:兴奋频率。

▲4.10 心脏的正常起搏点与窦性心律

(1) 正常起搏点:窦房结(60～100次/分),由窦房结控制的心脏的兴奋和收缩的节律称为窦性心律(一级起搏点)。

(2) 潜在起搏点:房室交界(40～50次/分);浦肯野纤维(25次/分);由潜在起搏点所控制的心脏兴奋和收缩的节律称为异位节律。其中冲动起源于房室交界的上方或下方称为交界性心律(结性心律,二级起搏点);冲动起源于房室束、左右束支和浦肯野细胞心室内的传导系统称为室性心律(三级起搏点)。

4.11 窦房结对潜在起搏点的控制方式

(1) 抢先占领—夺获:由于窦房结自律性高,冲动频率快,其下传冲动于潜在起搏点4期自动除极尚未达到阈电位之前已抢先到达而激动产生动作电位,所以潜在起搏点自身的兴奋不能出现称为夺获。

(2) 超驱动阻抑:窦房结的快速节律活动对频率较低的潜在起搏点具有直接抑制作用,称超驱动阻抑,该作用具有频率依赖性,即频率差别越大,抑制作用越强,高频冲动停止发放后,低频节律点停搏的时间也越长。

▲4.12 决定和影响兴奋性的因素(4-4)

表4-4 决定和影响心肌兴奋性的因素

决定因素	影响因素	变 化	机 制
静息电位 (绝对值)	增大	降低	膜电位与阈电位差距↑,所需刺激阈值↑
	减小	升高	膜电位与阈电位差距↓,所需刺激阈值↓
阈电位水平	上移	降低	膜电位与阈电位差距↑,所需刺激阈值↑
	下移	升高	膜电位与阈电位差距↓,所需刺激阈值↓
钠通道的状态	备用状态 (-90 mV)	正常兴奋性	Na^+通道能因阈刺激作用激活而开放
	激活状态 (-70 mV)		Na^+通道几乎全部被激活
	失活状态 (除极至0 mV至复极化-55 mV)	兴奋性丧失或低	Na^+通道只有恢复到备用状态才能再次激活,完全失活则无兴奋性,部分失活则兴奋性降低

▲4.13 心肌细胞的兴奋性与周期性变化(表4-5)

表4-5 心肌细胞兴奋性的周期性变化

项 目	有效不应期		相对不应期	超常期
	绝对不应期	局部反应期		
发生时相	0~3期 —55 mV	3期—55~ —60 mV	3期—60~ —80 mV	3期—80~ —90 mV
兴奋性	为0	极低	低于正常	高于正常
对刺激反应	任何强大的刺激都不起反应	特别强大的刺激只能引起微小的局部除极反应	阈上刺激可引起AP	阈下刺激可引起AP
发生机制	钠通道完全失活	少量钠通道复活	钠通道处于复活状态,但并未完全复活	钠通道复活,膜电位与阈电位距离较近,兴奋性高

心肌兴奋性的周期性变化特点:表现为有效不应期特别长,相当于整个心肌的收缩期和舒张早期。其生理意义是使心肌不会产生强直收缩,始终保持收缩和舒张交替进行。

▲4.14 **期前收缩** 在有效不应期之后与下一个窦性冲动到来之前,心肌细胞如果接受一个额外提前的有效刺激便会产生一次兴奋,由该兴奋触发的心肌收

缩称为期前收缩,或称早博。

4.15　**代偿间歇**　期前收缩后所出现的一段较长的心室舒张期称为代偿间歇。心室期前收缩后出现代偿间歇的原因是正常窦房结传来的冲动落在了期前兴奋的有效不应期。

4.16　**心脏内兴奋传播的途径和特点**　心脏特殊传导系统,传导时间:心房内(0.06 s)——房室交界(0.1 s)——心室内(0.06 s)。特点:① 心肌细胞间直接电传递。② 有特殊的传导系统,且传导速度不一致。a. 浦肯野纤维最快→房、室内快→同步收缩,利于射血。b. 房室交界最慢→房室延搁→利于房排空、室充盈。c. 房室交界是传导必经之路,易出现传导阻滞(房室阻滞)。

▲4.17　**房室延搁**　窦房结发出的冲动到达房室交界时兴奋传导的速度较慢,将停留 0.10 秒的时间,称为房室延搁。使心室收缩发生于心房收缩之后,避免了心房和心室收缩的重叠。

▲4.18　**心肌细胞的机械特性**　① 同步收缩,全或无式收缩;所有心房或心室肌同时、同幅度收缩。② 不发生强直性收缩;心室肌细胞的有效不应期长,相当于整个收缩期和舒张早期。③ 对细胞外 Ca^{2+} 的依赖性:由于心肌肌浆网终末池不发达,耦联过程所需要的

Ca^{2+} 通过 AP 平台期 Ca^{2+} 的内流。

4.19 影响心肌收缩性的因素 ① 血浆中 Ca^{2+} 浓度:在一定范围内心肌收缩力与血浆 Ca^{2+} 浓度成正比。② 低氧和酸中毒:缺氧时 ATP 生成减少,心缩力减弱;酸中毒时 H^+ 与 Ca^{2+} 产生竞争性抑制,Ca^{2+} 与肌钙蛋白的结合减少,心缩力减弱。③ 交感神经与儿茶酚胺:交感神经兴奋或儿茶酚胺浓度增高时,通过促进慢通道开放,加速 Ca^{2+} 内流和促进 ATP 释放能量来增强心肌收缩力。

4.20 [K^+]对心肌生理特性的影响 正常血清中 K^+ 的浓度为:3.5~5.5 mmol/L。

(1)[K^+]>5.5 mmol/L 时即为高钾。① 兴奋性:高 K^+ 时在细胞外液 K^+ 浓度升高过程中心肌细胞的兴奋性可出现先高后低的双相性变化,甚至可导致心脏停搏。轻、中度↑→RP 绝对值↓→与阈电位差距↓→兴奋性↑;重度↑→RP 绝对值↓↓→Na^+ 通道失活→兴奋性↓↓或消失。② 传导性:高 K^+→RP 绝对值↓→0期去极化速度和幅度均↓→兴奋传导↓→易发生传导阻滞。③ 自律性:高 K^+→膜对 K^+ 的通透性↑→复极化 K^+ 外流↑→4 期自动除极的速度↓→自律性↓。④ 收缩性:高 K^+→Ca^{2+} 内流↓(\K^+ 与 Ca^{2+} 在膜上有竞争性抑制作用,即 K^+ 的屏蔽作用)→

收缩性↓。

(2) $[K^+]<3.5$ mmol/L 时即为低钾。机制：低K$^+$时膜对K$^+$的通透性↓。① 兴奋性：当低K$^+$时由于细胞膜K$^+$外流增多，而使静息电位上升，与阈电位的距离缩短→兴奋性↑。② 传导性↓。③ 自律性↑：3 期复极时间延长，超常期延长而易出现室速、室颤等严重心律失常。④ 收缩性↑。

<hr>

第二节　心脏的泵血功能

▲4.21　**心动周期**　心脏每收缩和舒张一次，构成一个心脏的机械活动周期，称为心动周期。心动周期＝60/心率，在心率平均为 75 次/分时，心动周期平均历时0.8秒。特点：① 房、室不同步收缩。② 心房或心室的收缩和舒张交替出现。③ 舒张期＞收缩期：利于心肌休息和心室充盈。④ 全心舒张期 0.4 秒。⑤ 心率越快，心动周期越短，但主要影响舒张期，故心率↑→舒张期↓。结果可致：① 心率↑→心脏休息时间缩短→易致心肌疲劳。② 心率↑（心衰）→冠脉血供↓→心肌缺血、甚至坏死。

▲4.22　**心率**　每分钟心脏搏动的次数称为心率。正常成年人安静状态下，心率为 60～100 次/分，平均

75 次/分。心率＞100 次/分→心动过速;心率＜60 次/分→心动过缓。心率正常变异:① 年龄:新生儿(140次/分)＞成年人。② 性别:女性＞男性。③ 体质:弱＞强。④ 兴奋状态:运动、情绪激动＞安静、休息。⑤ 体温每↑1℃→心率↑12~18 次/分。

4.23 心脏泵血—心室射血与心室充盈过程

(1) 动力:心室射血的动力:心室—动脉间压力差;心室充盈的动力:房—室间压力差。

(2) 血流方向:由瓣膜的单向开闭控制。

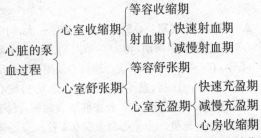

4.24 心室收缩期—射血过程 ① 等容收缩期:
心室开始收缩→室内压↑→房室瓣关闭,动脉瓣未开放(容积不变)→继续收缩→室内压急剧↑。② 快速射血期:心室继续收缩→室内压＞动脉压→动脉瓣开放(房室瓣处于关闭状态)→心室迅速射血入动脉(占射血量 70%)→心室容积迅速↓。③ 减慢射血期:心室迅速射血入动脉后→心室容积继续↓→室内压＜动脉压（借助心肌收缩产生的动能）→射血速度减慢(占射血量30%)→心室容积继续↓→心室舒张期。

4.25 心室舒张期—充盈过程 ① 等容舒张期：心室开始舒张→室内压迅速↓,但室内压＞房内压→动脉瓣关闭,房室瓣未开放(容积不变)→心室继续舒张→室内压急剧↓。② 快速充盈期：等容舒张期末→室内压↓(室内压＜房内压)→房室瓣开放→心房的血液充盈入心室→心室继续舒张,室内压↓↓→心房和大静脉内的血液快速入心室(占总充盈量2/3)→心室容积迅速↑。③ 减慢充盈期：心室内血液的充盈→房室间压力差↓→血液流入心室的速度↓。④ 心房收缩期：心房收缩→房内压仍然大于室内压→血液继续流入心室。

▲4.26 心脏泵血功能的评价(表4-6)

表4-6 心脏泵血功能的评价及其意义

指 标	定 义	正常值(安静状态)	生理意义
每搏输出量(SV)	一侧心室一次心搏所射出的血液量	60~80 mL	基本指标
射血分数(EF)	每搏输出量占心室舒张末期容积的百分比	50%~60%	比 SV 更准确

指 标		定 义	正常值（安静状态）	生理意义
每分输出量 （CO）		每分钟由一侧心室输出的血液总量，为每分输出量，简称心排出量	4.5～6.0 L/min	比 SV 更全面，与机体代谢水平变化相关
心指数 （CI）		安静和空腹状态下每平方米体表面积的心排出量，称为心指数	3.0～3.5 L/ （min·m²）	不同个体比较
心脏做功量	搏出功	心室每收缩一次所做的功，称为搏出功	搏出功（J）＝每搏输出量（L）×血液密度×（平均动脉压-平均心房压）约 0.80 J	是评定心泵功能的最好指标
	每分功	心室每分钟所做的功，称为每分功	每分功（J/min）＝搏出功（SW）×心率（HR），约61.5 J/min	

▲4.27 **影响心脏泵血功能的因素** 心脏泵血功能具体体现为心排出量。

心排出量＝每搏输出量×心率，故凡是能影响每搏输出量和心率的因素，均可影响心脏泵血。

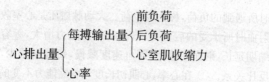

$$心排出量\begin{cases}每搏输出量\begin{cases}前负荷\\后负荷\\心室肌收缩力\end{cases}\\心率\end{cases}$$

（1）前负荷（心肌初长—异长自身调节）：前负荷是指心室肌收缩前所承受的负荷，它决定心肌的初长度；而心室肌的初长度又取决于心室舒张末期充盈量或充盈压，两者成正比关系，即前负荷↑→初长度↑→收缩力↑→搏出量↑。

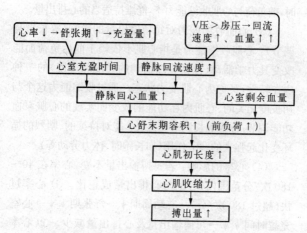

（2）后负荷对每搏输出量的影响：肌肉开始收缩

时所遇到的负荷,称为后负荷。大动脉血压是心室收缩射血时所承受的后负荷,增高时射血阻力增大,等容收缩期延长,射血期缩短,射血速度减慢,每搏量减少,成反比关系。① 在心率、心肌初长度和收缩能力不变的情况下:动脉血压↑→等容收缩期室内压↑→等容收缩期延长,射血期缩短,射血速度减慢→搏出量↓。② 继发影响:后负荷↑→搏出量↓→心室射血末期剩余血量↑→心室舒张末期容积↑→心肌初长度↑→异长自身调节→搏出量↑。意义:在一定范围内,后负荷↑的同时,前负荷与心肌收缩能力↑,能维持适当的心排出量。

(3) 心肌收缩能力对每搏输出量的影响(等长自身调节):心肌收缩能力是指心肌不依赖于前后负荷而能改变其力学活动(包括收缩活动的强度和速度)的一种内在特性,又称为心肌变力状态。通过收缩能力这个与初长度无关的、心肌内在功能的改变而实现的心脏泵血功能调节,称为等长调节。意义:能对持续的、剧烈的循环变化起强大的调节作用(如长跑时、体力劳动等)。

(4) 心率的影响:若每搏输出量不变,心率在 40～180 次/分范围内,心率与心排出量成正比。① 心率过快(超过 180 次/分)→心动周期↓→舒张期↓↓→心室充盈时间↓↓→每搏输出量及心排出量减少。② 心率过慢(低于 40 次/分)→心动周期↑→舒张期↑↑→但单位时间内心室工作的次数↓→心排出量明显下降。

　　4.28　心力储备(表4-7)　①　心率储备：动用心率储备是提高心排出量的主要途径。②　每搏输出量储备。

表4-7　安静和运动时的每搏输出量和心排出量比较

	心率(HR)	每搏输出量(SV)	心排出量(CO)
安静	75次/分	60~80 mL	5.0~6.0 L/min
运动	180~200次/分	150 mL	25~30 L/min

　　4.29　心音　在心动周期中，心肌收缩、瓣膜启闭、血液流速改变形成的涡流和血液撞击心室壁及大动脉壁引起的振动，可通过周围组织传递到胸壁，用听诊器可在胸部某些部位听到，即心音。医生通常可闻及第一、第二心音，某些正常青年人和儿童左侧卧位安静时可听到第三心音，第四心音难以听到但可在心音图中记录到。

　　▲**4.30　心音及其主要特征**(表4-8)

表4-8　心音及其主要特征的比较

项目	第一心音(S₁)	第二心音(S₂)	第三心音(S₃)	第四心音(S₄)
出现时间	心室收缩期初（标志着心室收缩期开始）	心室舒张期初（标志着心室舒张期开始）	心室快速充盈期末	心房收缩期（心房音）

项目	第一心音(S₁)	第二心音(S₂)	第三心音(S₃)	第四心音(S₄)
听诊部位	心尖搏动处（第五肋间左锁骨中线内侧1~2 cm处）	主动脉瓣和肺动脉区（第二肋间胸骨右缘/左缘）	听诊/心音图上偶见	心音图上偶见
产生原理	主要是左、右房室瓣的关闭	主要是主、肺动脉瓣的关闭	心室充盈减慢→血流速度突然减慢→室壁和瓣膜发生振动	心房收缩→心室快速充盈;室壁发生振动
特点	音调低,响度大,占时长	音调高,响度小,占时短	低频、低幅	低频、低幅

4.31 体表心电图

心脏兴奋时产生的生物电变化,通过心脏周围组织和体液传导到体表,在体表按一定引导方法,把这些电位记录到特殊的记录纸上,所得图形称为心电图。

▲4.32 心电图的典型波形及其生理意义(表4-9)

表4-9 心电图的典型波形、时段及其生理意义

心 电 图		意 义
波形	P波(0.08~0.11 s,波幅<0.25 mV)	心房除极波,反映两心房去极化过程
	QRS波(0.06~0.10 s) RV₅+SV₁<4.0 mV(男性),<3.5 mV(女性)	反映两心室去极化过程

	心　电　图	意　义
波形	T波(0.05～0.25 s,波幅0.1～0.8 mV,≥1/10R)	反映两心室复极化过程
时段	S-T段 正常应在等电位线上,S-T段下移<0.05 mV	两心室全部去极化的时间
间期	P-R(P-Q)间期(0.12～0.20 s)	反映自心房开始除极至心室开始除极的时间
	Q-T间期(0.32～0.4 s)	心室开始兴奋去极化到完全复极至静息状态的时间

第三节　血管生理

▲4.33　各类血管的结构和功能特点分类(4-10)

表4-10　各类血管的结构和功能特点比较

生理学名称	解剖学名称	结构/功能特征	生理功能
弹性储器血管	主动脉、肺动脉干及其发出的最大的分支	管壁厚,富含弹性纤维,有明显的可扩张性和弹性。	缓冲收缩压,维持舒张压,平衡脉压差,保证血液循环的连续性

生理学名称	解剖学名称	结构/功能特征	生理功能
分配血管	弹性大动脉至小动脉之间的动脉管道	管壁平滑肌增多	将血液输送至各器官组织、参与血流量调节
阻力血管	小动脉（直径 1 mm 以下）、微动脉（直径 20～30 μm 以下）	管径小，总长度较大，血流阻力高	通过改变其口径大小来改变血流阻力和所在器官、组织的血流量
交换血管	真毛细血管	管壁仅为单层内皮细胞。血流速度慢、壁薄，通透性高，总面积大	血管内外物质交换的场所
容量血管	静脉血管	量多，管壁薄、管腔粗、缺乏弹性；流速慢	安静状态下，60%～70%的血量容纳在静脉中，是血液储存库
短路血管	动静脉吻合支	动脉血不经过交换直接进入静脉	参与回心血量、体温调节

4.34 血流阻力

1. 来源 血液质点和血管壁之间的摩擦力，血液内部质点之间的摩擦力。

2. 影响因素 根据泊肃叶定律：$R = 8\,L\eta/\pi r^4$，① 血管口径（r）：是影响阻力的最重要因素。在循环系统中，小动脉和微动脉是形成循环血流阻力的主要部位。② 血液黏滞度(η)：正常情况下变动较小。主要受红细胞比容、血流的切率、血管口径和温度的影响。a. RBC 比容（最重要因素）：比容↑→η↑。b. 血流切率：层流相邻两层血液流速差与液层厚度的比值。切率↑→轴流现象↑→η↓。c. 血管口径：小血管（0.3 mm）口径↓→η↓。d. 温度：T↓→η↑。此外，与血脂、血糖等因素也有一定关系。小动脉、微动脉等阻力血管的口径在神经，体液等因素的影响下发生微小变化时，都会对血流阻力，血流量与血压产生巨大的影响。

▲4.35 **血压** 流动的血液对单位面积血管壁的侧压力称为血压。

4.36 血流量、血流阻力和血压(表 4 - 11)

表 4 - 11 血流量、血流阻力和血压的定义及其影响因素

项 目	定 义	影 响 因 素
血流量(Q)	单位时间内流经血管某一横截面积的血量	$Q = P_A/R$
血流阻力(R)	血液在血管内流动时所遇到的阻力	$R = 8\eta L/\pi r^4$
血流速度(V)	血液中的一个质点在血管内移动的线速度	$V = Q/A$（A 为血管截面积）
血压(P)	流动的血液对于单位面积血管壁的侧压力	$P = Q \cdot R$

▲4.37　**动脉血压**　流动的血液对动脉管壁的侧压称为动脉血压。① 收缩压：在心室收缩期,动脉血压上升达到的最高值。② 舒张压：在心室舒张期,动脉血压下降达到的最低值。③ 脉搏压(脉压、脉压差)：即收缩压与舒张压的差值。④ 平均动脉压：心动周期中,每一瞬间动脉血压的平均值称为平均动脉压,平均动脉压=舒张压+1/3脉压差。

▲4.38　**动脉血压的正常值及其异常**(表4-12)

表4-12　动脉血压的正常及其异常值的范围

项　目	正 常 血 压	高血压	低于正常
收缩压	12.00~18.70 kPa (90~140 mmHg)	持续 ≥140 mmHg	持续 <90 mmHg
舒张压	8.00~12.00 kPa (60~90 mmHg)	持续 ≥90 mmHg	持续 <60 mmHg
脉压	4.00~5.33 kPa (30~40 mmHg)		
平均动脉压	9.33~13.78 kPa (70~103 mmHg)		

4.39　**动脉血压的形成**　① 前提：心血管系统内有足够的血液充盈—平均充盈压。正常约 7 mmHg。② 三个因素：a. 动力：心室射血。b. 阻力：外周阻

力。c. 缓冲：大动脉弹性储器作用→缓冲收缩压，维持舒张压。

▲**4.40 影响动脉血压的因素(表4-13)** ① 每搏量：SV↑→心缩期射入动脉血量↑→管壁侧压力↑→收缩压↑↑→血流速度↑→心舒末期动脉内血量升高不明显→舒张压↑不明显→脉压↑，所以收缩压主要反映搏出量多少。② 心率：HR↑→心舒期缩短↑↑→心舒期流向外周血液↓→主动脉存留血量↑→舒张压↑↑，同时由于血流速度↑→心缩期血液流向外周↑→收缩压↑不明显→脉压↓，所以心率改变主要影响舒张压。③ 外周阻力：外周阻力↑→心舒期流向外周血液↓→主动脉存留血量↑→舒张压↑↑，同时由于血流速度↑→收缩期动脉血量↑不多→收缩压↑不明显，所以舒张压主要反映外周阻力的大小。④ 大动脉弹性：大动脉弹性↓→收缩期大动脉不能很好的扩张→收缩压↑，舒张期不能很好的回缩→舒张压↓→脉压↑↑，故大动脉弹性降低时，主要影响脉压差。⑤ 循环血量和血管容积的比例：循环血量↑或血管容量↓→平均充盈压↑→动脉血压↑。

4.41 动脉脉搏 在每一心动周期中，随着心脏的收缩和舒张，动脉内压力发生周期性波动，这种周期性的压力变化可引起动脉血管壁产生搏动，称为动脉脉搏。

表 4 - 13　影响动脉血压的因素及其效应比较

影 响 因 素	收缩压	舒张压	脉 压
每搏输出量↑	↑↑	↑	↑
心率↑	↑	↑↑	↓
外周阻力↑	↑	↑↑	↓
大动脉的弹性↓	↑	↓	↑↑
循环血量和血管总容量的比例↓	↓↓	↓	↓

▲4.42　**微循环**　微动脉与微静脉之间的血液循环。微循环由七个部分组成：微动脉、后微动脉、毛细血管前括约肌、真毛细血管、通血毛细血管、动静脉吻合支、微静脉。

▲4.43　**微循环血流通路**(表 4 - 14)

表 4 - 14　微循环血流的 3 条通路比较

项　目	迂回通路	直捷通路	动-静脉短路
血流途径	微动脉→后微动脉→毛细血管前括约肌→真毛细血管网→微静脉	微动脉→后微动脉→通血毛细血管→微静脉	微动脉→动静脉吻合支→微静脉
常见部位	多见于肠系膜、肝、肾较丰富	多见于骨骼肌	多见于皮肤和皮下组织(特别是手指、足趾、耳郭)

项　目	迂回通路	直捷通路	动-静脉短路
特　点	管壁较薄,途经长,血流慢,通透性大;交替开放(主要为自身调节)	途径较短,血流较快,经常处于开放状态	管壁较厚,途经最短,血流量最大,血流速度快,经常处于关闭状态
功　能	血液和组织液之间进行物质交换的场所	使部分血液迅速通过微循环回心脏	调节体温

4.44　微循环血流量的调节　前阻力血管:微动脉(总闸门);毛细血管前括约肌(分闸门);后阻力血管:微静脉(后闸门)。某段真毛细血管关闭→局部代谢产物(CO_2,H^+,乳酸,腺苷)↑→后微动脉、毛细血管前括约肌舒张→真毛细血管开放→血流量及流速↑→冲走代谢产物,局部代谢产物↓→后微动脉、毛细血管前括约肌收缩→真 Cap 关闭血流量及流速↓。

4.45　组织液　存在于细胞间隙中的体液称为组织液,是细胞生活的内环境。由血浆成分滤出毛细血管而形成。有效滤过压是形成组织液的动力:有效滤过压=(毛细血管血压+组织胶体渗透压)-(血浆胶体渗透压+组织静水压),正常时组织液生成和回流保持相对动态平衡。在回流中,约 90% 的组织液由毛细血管静脉端回流,约 10% 的组织液流入毛细淋巴管形成淋巴液;再经淋巴系统汇入静脉。

▲4.46 影响组织液生成与回流的因素（表4-15）

表4-15 影响组织液生成与回流的因素比较

影响因素	生成	机 制	举 例
右心衰竭→中心静脉压↑→静脉回心血量↓→毛细血管血压↑	生成↑	有效过滤压↑	右心衰竭（凹陷性、全身性水肿）
炎症时→炎性细胞↑→微A扩张→毛细血管血压↑			炎症部位（非凹陷性、局部水肿）
血浆胶体渗透压↓	生成↑	有效过滤压↑	营养不良;肝脏疾病;肾病综合征
毛细血管壁通透性↑	生成↑	血浆蛋白入组织液↑→血浆胶体渗透压↓→组织液胶体渗透压↑	超敏反应;烧伤
淋巴回流受阻	生成↑	组织液间隙内组织液积聚	丝虫病

4.47 **外周静脉压** 通常将各器官静脉的血压称为外周静脉压,有如下特点:① 血压低,血流阻力小。② 重力和体位对静脉血压影响大。③ 静脉充盈程度受跨壁压的影响较大。

▲4.48 **中心静脉血压** 通常把右心房和位于胸腔内腔静脉的压力称中心静脉压(CVP),其正常范围为0.4~

1.2 kPa(4~12 cmH$_2$O),反映心室射血功能与静脉回心血量之间的关系。临床意义：CVP 偏低或有下降趋势，则心室充盈不足，常提示输液量不足；CVP 高于正常并有进行性升高的趋势，提示输液过快或心脏射血功能不足。

4.49　影响静脉回心血量的因素(表4-16)

表4-16　不同因素对静脉回心血量的影响

影　响　因　素		静脉回心血量
血量增加或容量血管收缩→体循环平均充盈压↑		↑
心脏收缩力量↑		↑
骨骼肌节律性运动的挤压作用↑		↑
呼吸节律性运动(呼吸泵)↑		↑
体位改变	立位→卧位	总回流量↑
	卧位→立位	总回流量↓

第四节　心血管活动的调节

▲4.50　心交感神经与心迷走神经的比较(表4-17)

表4-17　心脏自主神经的支配及其效应

项　目	心交感神经	心迷走神经
支配部位	心脏各部位	窦房结、心房肌、房室交界、房室束及分支(心室肌较少)

项　目	心交感神经	心迷走神经
节前神经元胞体	位于脊髓第 $1\sim5$ 胸段的中间外侧柱	位于延髓疑核和迷走神经背核
节前神经元递质	乙酰胆碱（ACh）	乙酰胆碱
节后神经元胞体	星状神经节或颈交感神经节内	心神经丛
节后纤维释放递质	去甲肾上腺素（NE）	乙酰胆碱
作用机制	NE 与心肌 β_1 受体结合→G_S 蛋白→激活腺苷酸环化酶→分解 ATP→cAMP↑→促进心肌细胞膜对 Ca^{2+} 的通透性↑	ACh 与 M 受体结合→G_i 蛋白→抑制腺苷酸环化酶→cAMP↓→PKA 活性↓→心肌细胞膜对 K^+ 的通透性↑、Ca^{2+} 的通透性↓
效应	正性变时作用→心率加快 正性变力作用→心肌收缩力加强 正性变传导作用→传导加快	负性变时作用→心率减慢 负性变力作用→心房收缩力减弱 负性变传导作用→传导减慢

▲4.51 血管的神经支配及其作用(表4-18)

表4-18 血管的神经支配及其效应

项 目	交感缩血管 神经纤维	交感舒血管 神经纤维	副交感舒血管 神经纤维
紧张性活动	持续性	平时无	平时无
神经末梢递质	去甲肾上腺素	乙酰胆碱	乙酰胆碱
血管平滑肌受体	α受体为主(β₂受体少数)	M受体	M受体
受体阻断剂	酚妥拉明	阿托品	阿托品
效应器	绝大多数血管	骨骼肌血管	脑膜、消化腺和外生殖器
生理作用	缩血管作用;调节器官血流阻力和血流量;促进静脉回流	情绪激动和防御反应时,使骨骼肌血管舒张,增加血流量	调节少数器官局部血流,匹配相应功能;不影响总外周阻力

▲4.52 心血管中枢

(1)脊髓:是调节心血管功能初级中枢。① 活动受上级中枢控制;② 能完成原始不精确的心血管反应。

(2)延髓:是调节心血管功能的基本中枢。包括心交感中枢、心迷走中枢和交感缩血管中枢。

（3）延髓以上高级中枢：具有整合作用,使心血管功能活动与机体其他活动协调一致。

▲4.53 **颈动脉窦和主动脉弓压力感受器反射(减压反射)** 通过对颈动脉窦和主动脉弓压力感受器的刺激而引起血压变化的过程。

（1）过程：

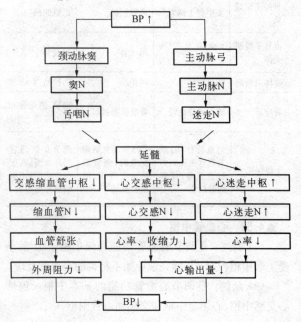

（2）特点：① 对迅速变化的血压敏感,对缓慢变化的血压不敏感。② 对正常范围(60～140 mmHg)的血压波动敏感。③ 该反射属负反馈双相性稳态调节。其意义是维持 BP 的相对稳定。

4.54 颈动脉体和主动脉体化学感受器反射(加压反射)

$$\left.\begin{array}{l} PO_2 \downarrow \\ PCO_2 \uparrow \\ [H^+] \uparrow \end{array}\right\} \rightarrow 颈 A 体、主 A 体化学感受器(+) \rightarrow 延$$

髓→呼吸加深、加快→静脉回流↑→心排出量↑→BP↑

特点：① 适宜刺激包括 O_2 分压、CO_2 分压及 H^+ 浓度。② 通常对心血管不起作用,只调节呼吸。③ 其效应仅为单向升压。意义：在低氧、窒息、A 压过低(A 压<80 mmHg)、酸中毒时才对心血管活动起明显调节作用以保证脑心供血、供氧。

4.55 心肺感受器反射

存在于心房、心室和肺循环大血管壁的感受器总称为心肺感受器。① 低压感受器(感受机械牵张刺激)：其中心房感受器感受容积变化称为容量感受器。② 化学感受器：前列腺素、缓激肽意义：安静状态下,不断传入冲动抑制交感中枢的紧张性,使血压不致过高。

▲4.56 **肾上腺素和去甲肾上腺素对心脏和血管作用的比较(表4-19)** 肾上腺髓质嗜铬细胞,分泌肾上腺素(Ad)和去甲肾上腺素(NE),其中Ad约占80%,NE约占20%。临床上将Ad作为强心药,NE作为升压药。

表4-19 肾上腺素和去甲肾上腺素对心血管活动的比较

项　目		肾上腺素	去甲肾上腺素
受体	α受体	++	+++
	β₁受体	+++	+
	β₂受体	++	较弱
心脏	心率(离体心)	+	+
	心率(在体心)		—(降压反射引起的效应)
血管	α受体	皮肤、内脏血管收缩	全身血管收缩
	β₂受体	骨骼肌、肝脏血管收缩	较弱
	总外周阻力	+	++
血压	收缩压	++	+++
	舒张压	+、—或不改变(受体不同)	++
	平均动脉压	+	++

▲4.57 肾素—血管紧张素—醛固酮系统

循环血量↓

动脉血压↓ } →肾血流量减少

肾交感 N 兴奋↓   ↓

肾近球细胞分泌肾素

↓(入血)

血管紧张素原(肝脏产生)

↓肾素

血管紧张素 Ⅰ(10 肽)

↓血管紧张素转化酶(肺内)

血管紧张素 Ⅱ(8 肽)

↓血管紧张素酶 A(血浆和组织中)

血管紧张素 Ⅲ(7 肽)

Ang Ⅱ作用：① 直接促进全身微动脉收缩,血压升高。也可促进静脉收缩,回心血量增多。② 促进交感缩血管神经末梢释放递质增多。③ 促进血管升压素释放。④ 刺激醛固酮释放。

▲4.58 血管升压素(AVP)(抗利尿激素,ADH)

(1) 来源：下丘脑视上核、室旁核。

(2) 作用：① 生理剂量：ADH＋远曲小管和集合管 V_2 受体→使该段对水的重吸收↑。② 药理剂量：AVP＋血管平滑肌 V_1 受体→使血管平滑肌强烈收缩,血压升高。缩血管作用的浓度是抗利尿作用浓度的1000倍。临床：可应用垂体后叶素升压、止血。

4.59 **心房钠尿肽(ANP)** 来源于心房肌。主要作用：① 舒张血管。② 使搏出量↓、心率↓→CO↓。③ 肾排水、排钠增多。④ 抑制肾素、醛固酮、AVP 的释放。

4.60 **血管内皮生成的血管活性物质**

(1) 舒血管物质：包括前列腺素 I_2(PGI_2)和内皮舒张因子(EDRF，本质是 NO)。低氧、ACh、NE、VP、缓激肽、组胺等化学物质以及血流量增加引起的血管壁切应力改变等物理刺激作用下，PGI_2 和 EDRF 都能引起 NO 的合成和释放。

(2) 缩血管物质：内皮缩血管因子(EDCF)—内皮素：具有强烈而持久的缩血管效应。在生理情况下，血流对血管内皮产生的切应力可使内皮细胞合成和释放内皮素。

4.61 **激肽释放酶—激肽系统**

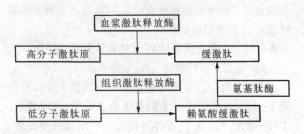

作用：① 使血管平滑肌舒张和毛细血管通透性增高，其他平滑肌收缩。② 舒血管：已知的最强烈的舒血管物质。③ 致痛。④ 吸引白细胞。

4.62　**前列腺素**　前列腺素 E_2、前列环素（前列腺素 I_2）→血管舒张；前列腺素 $F_{2\alpha}$→静脉收缩。

4.63　**阿片肽**　β-内啡肽：通过中枢和外周作用使血压↓。

4.64　**组胺**　血管舒张，毛细血管及微静脉通透性↑，血浆漏入组织，导致局部组织水肿。

第五节　器官循环

▲4.65　冠脉循环的特点及调节（表 4-20）

表 4-20　冠脉循环的特点及其意义

特　点	机　制	意　义
流速快，血流量大	冠状动脉直接开口于主动脉根部，冠状循环的血流途径短	适应心脏长期持续活动
摄氧率高，动-静脉血氧含量差大	心肌富含肌红蛋白，摄氧能力强。冠状动-静脉血含氧量的差很大	当心肌耗氧增加时，主要依靠扩张冠脉血管增加血流量、满足心肌对氧的需求

特 点	机 制	意 义
心舒期供血为主	冠脉的分支大部分深埋于心肌组织,随心动周期变化	体循环外周阻力增大,动脉舒张压升高,冠脉血流量增加;心率加快,心舒张期明显缩短,冠脉血流量减少

4.66 肺循环的生理特点及调节(表4-21)

表4-21 肺循环的生理特点及调节机制

特 点	机 制	意 义
血流阻力小、血压低	血流途径短;肺动脉及其分支短而粗,管壁薄	有利于肺泡与血液间气体交换
血容量变化大	肺组织和肺血管的顺应性大;呼吸周期中,肺血容量发生周期性变化	动脉血压在呼吸周期中发生周期性波动;补充循环血量
毛细血管有效滤过压为负值	肺循环毛细血管血压远低于血浆胶体渗透压,使液体易进入血液中且易吸收肺泡内水分	有利于肺部气体交换;有利于肺通气
肺泡气 PO_2 ↓ 或 PCO_2 ↑ 对肺循环血流量的调节	缺氧引起肺循环血管收缩,血流阻力增大	使较多的血液流经通气充足、氧分压较高的肺泡;维护通气/血流匹配关系

▲4.67 脑循环的生理特点及调节(表4-22)

表4-22 脑循环的生理特点及调节机制

特 点	机 制	意 义
血流量大,耗氧量多	脑组织代谢水平高,耗氧量大	保证脑组织有充足的营养供应
血流量变化小	颅腔容积固定、脑组织和脑脊液不可压缩、限制了脑血管的舒缩程度	有利于保持脑组织的容积稳定及保证脑组织正常代谢需要
选择性限制物质进入脑细胞	血—脑屏障,血—脑脊液屏障	保持脑组织的内环境理化因素相对稳定和防止血液中有害物质侵入脑组织
脑血流量自身调节	平均动脉压在 60～140 mmHg 范围内变动时	保持脑血流量相对稳定
CO_2 和低氧对脑血管舒缩影响大	CO_2 分压升高和低氧引起脑血管舒张	保持脑血流量的相对稳定
神经调节作用小	脑血管的神经纤维分布少	脑血流量受影响小

（甘肃中医药大学　明海霞、李　杨）

第五章 ● 呼　吸

　　5.1　呼吸的定义及其环节　机体与外界环境之间的气体交换过程,称为呼吸。包括肺通气、肺换气、气体在血液中的运输、组织换气等 4 个环节。也可以分为:外呼吸(肺通气和肺换气)、气体在血液中的运输和内呼吸(组织换气和细胞内代谢)3 个环节。

第一节　肺通气

▲5.2　肺通气的过程和原理(表 5-1)

表 5-1　肺通气的定义、过程和机制

定义	肺与外界环境之间的气体交换过程
过程	呼吸肌收缩舒张(原动力)→胸廓扩大缩小→肺扩大缩小→肺内压变化→肺泡与外界环境之间的压力差(直接动力)→肺通气

（续表）

机制	① 动力＞阻力：通过呼吸肌做功提供的动力，克服阻力，实现肺通气 ② 直接动力：外界环境和肺泡间的压力差；原动力：呼吸肌的收缩和舒张所引起的节律性呼吸运动 ③ 阻力：弹性阻力(肺泡表面张力和弹性纤维)和非弹性阻力(气道阻力、黏滞阻力和惯性阻力等)

5.3　**呼吸运动**　呼吸肌收缩和舒张引起的胸廓有节律地扩大与缩小。一次呼吸包括吸气运动和呼气运动。每分钟呼吸的次数称为呼吸频率。成人：12～18次/分；婴儿：60～70次/分。

5.4　**呼吸运动类型**(表5-2)

表5-2　呼吸运动的分类

	呼吸形式	定　义	说　明
按呼吸深度	平静呼吸	人体在安静时，平稳而均匀的自然呼吸	正常成人平静时的呼吸方式
	用力呼吸	人体在劳动或运动时呼吸运动加深加快	正常成人劳动或运动时的呼吸方式
按动作部位	胸式呼吸	由肋间肌的舒缩活动而引起的呼吸运动，表现为胸壁的起伏明显	腹水、腹腔巨大肿块、孕妇
	腹式呼吸	由膈肌的舒缩活动而引起的呼吸运动，表现为腹壁的起伏明显	婴儿、胸膜炎、胸腔积液
	混合呼吸	正常成人兼有的腹式和胸式呼吸	

第五章　呼吸　｜　79　｜

5.5 肺内压(表5-3)

表5-3 肺内压及其意义

定 义	肺泡内的压力
数 值	在吸气初,肺内压低于大气压1~2 mmHg;在呼气初,肺内压高于大气压1~2 mmHg;在吸气末与呼气末,肺内压均等于大气压
意 义	在呼吸运动过程中,肺内压的交替变化是肺通气的直接动力
临床应用	人工呼吸:使肺内与外界大气压间产生压力差

▲5.6 胸膜腔内压(胸内压)(表5-4)

表5-4 胸膜腔内压及其意义

内 容	说 明
定 义	胸膜腔内的压力:正常情况下,胸膜腔内的压力总是低于大气压,若以大气压为0,胸膜腔内的压力即为负值,故常称为胸膜腔负压,简称胸内压
机 制	肺内压与肺回缩压对胸膜腔的共同作用:大气压通过肺内压作用于胸膜脏层(向外),肺回缩压(肺弹性回缩力+表面张力)抵消肺内压对胸膜脏层的作用(向内)。其关系式为:胸内压=大气压(肺内压)—肺回缩压,若把大气压作为0,则胸内压=—肺回缩压
特 点	① 胸膜腔正常情况下为密闭的腔隙,含有少量浆液(由血浆分泌) ② 浆液的作用:在两层胸膜间起润滑作用,减小呼吸运动中两层胸膜相互滑动的摩擦阻力;浆液分子之间的内聚力使两层胸膜紧贴在一起,不易分开

内　容	说　　　明
生理意义	① 使肺总是处于扩张状态而不至于萎缩,肺可以随胸廓的扩大而扩张 ② 作用于胸腔内其他器官,如腔静脉和胸导管等,有利于静脉血和淋巴液的回流
临床意义	胸内负压消失(如气胸):当胸膜腔与大气相通,空气进入胸膜腔内形成。此时,两层胸膜彼此分开,肺因其本身的弹性回缩力而塌陷。影响呼吸功能和静脉及淋巴液的回流

5.7　肺通气的阻力(表5-5)

表5-5　肺通气阻力的分类及其比较

项目	弹 性 阻 力	非 弹 性 阻 力
概念	肺和胸廓的弹性回缩力	气流通过呼吸道时的摩擦阻力和在呼吸运动中呼吸器官位移所遇到的惯性阻力
比例	占总通气阻力的70%	占总通气阻力的30%
阻力类型	在气流停止的静止状态下仍存在;属于静态阻力	只在气体流动时才存在,属于动态阻力
阻力来源	① 肺的弹性回缩力(占1/3); 　肺泡表面张力(2/3) ② 胸廓的弹性阻力	① 气道阻力 ② 黏滞阻力 ③ 惯性阻力
影响因素	肺泡表面张力;肺泡壁弹性纤维的弹性回缩力呈双向性变化	呼吸加深加快,阻力增大;呼吸道管径变小,阻力增大;管径变大,阻力减少

5.8 **弹性阻力** ① 弹性阻力的大小常用顺应性表示。② 顺应性的定义：单位跨壁压(跨肺压或跨胸壁压)所引起的容积变化。③ 弹性阻力与顺应性的关系：弹性阻力大,顺应小;弹性阻力小,顺应性大。两者呈反比例关系。④ 静态顺应性的定义：在屏气时测得的顺应性。⑤ 比顺应性：单位肺容量的顺应性,等于平静呼吸时测得的肺的肺顺应性/肺的功能残气量。

5.9 **肺泡表面张力(表5-6)**

表5-6 肺泡表面张力的定义及作用

定义	存在于肺泡气-液界面能使其表面积尽量缩小的力量(由于液体分子间存在吸引力,产生使液体表面趋于缩小的力,可使肺泡萎缩,形成回缩压力)
作用	是构成肺弹性阻力的重要来源。① 阻碍肺泡的扩张,增加吸气的阻力。② 使相通的大小肺泡内压不稳定。③ 促进肺部组织液生成,使肺泡内液体积聚(肺水肿)

▲5.10 **肺泡表面活性物质(表5-7)**

表5-7 肺泡表面活性物质的主要生理特性

主要成分	二棕榈酰卵磷脂(DPPC,占60%)
来 源	肺泡Ⅱ型细胞分泌
分子特性	DPPC一端是非极性疏水的脂肪酸,不溶于水,朝向肺泡腔,形成单分子分布在液-气界面上,其密度随肺泡的体积而改变。另一端是极性的,易溶于水,插入液体层,垂直排列于肺泡的液—气界面

分　布	肺泡内侧面
功　能	① 降低肺泡表面张力→降低吸气阻力,减少吸气做功。② 维持肺泡内压的稳定性→防肺泡破裂或萎缩。③ 减少肺间质的组织液的生成→防肺水肿的发生。④ 防止肺不张;使肺顺应性变大,减小肺的弹性阻力。
DPPC ↓ 引起的病变	① 成年人患肺炎、肺血栓时,可因 DPPC 减少发生肺不张 ② 早产儿和新生儿若 DPPC 减少可导致新生儿呼吸窘迫综合征 ② 顺应性降低,吸气性呼吸困难

5.11 **肺容积和肺容量**(表5-8)　肺容积:肺内气体的容积。肺容量:基本肺容积中两项或两项以上的联合气量。

表5-8　肺容积和肺容量的比较

内　容		概　念	正常范围(mL)	意　义
肺容积	潮气量(TV)	每次吸入或呼出的气体量	400~600	反映肺的一次通气幅度
	补吸气量(IRV)	平静吸气末,再尽力吸入肺内的气体量	1500~2000	反映肺的吸气储备能力
	补呼气量(ERV)	平静呼气末,再尽力呼出肺的气体量	900~1200	反映肺的呼气储备能力
	余气量(RV)	最大呼气末仍留在肺中不能进一步呼出的气量	1000~1500	缓冲吸入气体

（续表）

内　容		概　念	正常范围(mL)	意　义
肺容量	深吸气量(IC)	从平静呼气末作最大吸气时所能吸入的气量	IC = TV + IRV	可衡量最大通气潜力
	功能余气量	平静吸气末尚存留于肺内的气量	2500	缓冲呼吸过程中肺泡气体中气体分压的变化幅度
	肺活量	在最大吸气后所能尽力呼出的气量	男：3500 女：2500	反映肺一次通气的最大能力
	用力肺活量（时间肺活量）	尽力最大吸气后，再尽力尽快呼气时，在一定时间内所能呼出的气量	第1、2、3秒末占用力肺活量的83%、96%、99%	能充分反映肺通气功能状态
	肺总容量	肺所能容纳的最大气量	男：5000 女：3500	

5.12　肺通气量和肺泡通气量(表5-9)

表5-9　肺通气量和肺泡通气量比较

指　标	定　义	成人正常值
肺通气量	平静呼吸时每分钟吸入或呼出的气体总量 肺通气量＝潮气量×呼吸频率	6～9 L

指　标	定　义	成人正常值
最大随意通气量	尽力作深、快呼吸时,每分钟能吸入或呼出的最大气体量	150 L
通气储量百分比	通气储量%＝(最大通气量－每分平静通气量)/最大通气量×100%	≥93%
解剖无效腔	从鼻到终末细支气管是气体进出肺的通道,气体在此处不能与血液进行气体交换	150 mL
肺泡无效腔	进入肺泡内不能与血液进行气体交换的气体所占的肺泡容量	—
生理无效腔	有通气但不进行气体交换的区域 生理无效腔＝解剖无效腔＋肺泡无效腔	≈解剖无效腔
肺泡通气量	每分钟吸入肺泡的新鲜空气量 肺泡通气量＝(潮气量－无效腔气体量)×呼吸频率	每次呼吸仅使肺泡内气体更新1/7

▲评价肺通气功能常用的指标:包括肺活量、时间肺活量、肺通气量、肺泡通气量等。

▲评价肺通气功能较好的指标：用力呼气量（或时间肺活量）。

▲从气体交换的意义来说，评价肺通气功能最好的指标：肺泡通气量。

第二节　呼吸气体的交换

5.13　**肺换气**　肺泡与肺毛细血管血液之间的气体交换，称为肺换气。肺换气的方式是单纯扩散。肺换气的动力是呼吸膜膜两侧的气体分压（张力）差。

▲5.14　**影响肺换气的因素（表 5 - 10）**

表 5 - 10　影响肺换气的因素

项　目	说　明	
气体情况	气体溶解度、分子量、温度等	
肺的通气量	通气量↑，肺泡气更新率↑，气体分压差↑，利于肺换气	
呼吸膜的面积	气体扩散量与其成正比（正常值：40～70 m²）	
呼吸膜的厚度	气体扩散量与其成反比	
通气/血流比值	＞0.84	换气效率↓（生理无效腔↑）
	＝0.84	换气效率最佳
	＜0.84	换气效率↓（功能性动、静脉短路）

▲5.15 通气/血流(V/Q)比值(表5-11)

表5-11 通气/血流比值的定义、正常值及其意义

定义	每分钟肺泡通气量和每分钟肺血流量的比值
数值	① V/Q=每分钟肺泡通气量/每分钟肺血流量=4.2/5.0=0.84 ② 生理情况下,由于肺泡内通气量和肺毛细血管血流量分布不均匀,因此,肺各部位的V/Q比值也不相同。如:肺尖为3.3,肺底部为0.63,但由于呼吸面积储备较大,该差异并不明显影响气体交换
临床意义	肺气肿患者,由于许多细支气管阻塞和肺泡壁的破坏,上述两种V/Q比值异常的情况都可能发生,致使肺换气效率降低,这是造成肺换气功能异常的最常见原因

5.16 **组织换气** 组织细胞与毛细血管血液之间的气体交换,称为组织换气。方式是单纯扩散。动力是膜两侧的气体分压(张力)差。其过程是:在组织中,O_2从毛细血管血液向组织液扩散,而CO_2从组织向毛细血管血液扩散,动脉血失去O_2和得到CO_2而变成静脉血。

5.17 **影响组织换气的因素**(表5-12)

表5-12 影响组织换气的因素及其机制

影响因素	交换速率	机　制
细胞与毛细血管间的距离	较近 ↑	气体扩散的距离较近
	较远 ↓	气体扩散的距离较远

影响因素	交换速率	机　制
气体交换面积	减小 ↓	水肿时组织压力↑，毛细血管受压不易打开，气体交换量↓
	增大 ↑	运动动时代谢产物↑，刺激毛细血管网开放的数量↑，气体交换量↑
组织代谢水平	加快 ↑	组织代谢↑，局部 PO_2↓，PCO_2↑，与毛细血管间的气体分压差↑，开放的毛细血管数量↑，气体交换面积↑
毛细血管血流速度	加快 ↓	没有充足的时间进行气体交换
	减慢 ↓	单位时间内输送到组织的 O_2 和带走的 CO_2 量均↓

第三节　气体在血液中的运输

▲5.18　O_2 和 CO_2 在血液中的运输形式（表 5 - 13）
物理溶解是化学结合的必经阶段。物理溶解的气体和化学结合的气体之间处于动态平衡。

表 5 - 13　O_2 和 CO_2 在血液中的运输形式比较

形　式	O_2 的运输形式	CO_2 的运输形式
物理溶解	占总运输量的 1.5%	占总运输量的 5%
化学结合	氧合血红蛋白（HbO_2），占总运输量的 98.5%	碳酸氢盐（HCO_3^-），占 88%；氨基甲酰血红蛋白（$HbNHCOOH$），占 7%

5.19 **O₂ 在血液中的运输** O_2 在血液中的运输   Hb 与 O_2 结合的特征：① 反应快、可逆、受 PO_2 的影响、不需酶的催化。② 是氧合，非氧化：Fe^{2+} 与 O_2 结合是氧合，不是氧化，一旦 Fe^{2+} 转变为 Fe^{3+}，Hb 就丧失结合 O_2 的能力。③ 1 分子 Hb 可与 4 分子 O_2 可逆结合。④ Hb 与 O_2 的结合或解离曲线呈 S 形。

▲5.20 **血氧饱和度(表5-14)**

表5-14 氧含量、氧容量和血氧饱和度

氧容量	每 100 mL 血液中 Hb 结合的最大 O_2 量
氧含量	每 100 mL 血液中 Hb 实际结合的 O_2 量
血氧饱和度	100 mL 血液中氧含量与氧容量的百分比。正常人动脉血氧饱和度为 97%

▲5.21 **氧解离曲线与 CO_2 解离曲线及影响因素(表5-15)**

表5-15 氧解离曲线与 CO_2 解离曲线及影响因素比较

项 目	氧解离曲线(氧合血红蛋白解离曲线)	CO_2 解离曲线
定 义	表示血液 PO_2 与血氧饱和度关系的曲线	表示血液中 CO_2 含量与 PCO_2 关系的曲线
横坐标	PO_2(mmHg)	PCO_2(mmHg)
纵坐标	血氧饱和度(%)	血液中 CO_2 含量

项　目	氧解离曲线(氧合血红蛋白解离曲线)	CO_2解离曲线
	曲线呈S形,与Hb的变构效应有关;有饱和点	接近线性关系,不是S形;无饱和点
曲线特点	① 曲线上段(坡度小):PO_2变化较大而血氧饱和度变化较小;其生理学意义为:在肺部,PO_2在相当大范围波动时,血液仍可结合足够氧供机体需要。轻度摄氧不足时,不影响O_2运输,安全系数大 ② 曲线中段(坡度大):PO_2轻度变化可使血氧饱和度发生很大变化;其生理学意义为:在组织细胞,其PO_2低,可释放大量O_2供组织细胞利用 ③ 曲线下段(坡度次之):组织O_2稍有降低,即可增加O_2的离解;其生理学意义为:保证血液及时将更多的O_2释出供组织需要	以碳酸氢盐式运输的特点: ① 极快且可逆,反应方向取决PCO_2差 ② RBC膜上有Cl^-和HCO_3^-特异载体,Cl^-转移维持电平衡 ③ 需碳酸酐酶催化 ④ 在RBC内反应,在血浆内运输 以氨基甲酰血红蛋白形式运输的特点: ① 反应迅速且可逆,无需酶催化 ② CO_2与Hb的结合较为松散 ③ 反应方向主要受氧合作用的调节 ④ 虽不是主要运输形式,却是高效率运输形式 ⑤ 带满O_2的Hb仍可带CO_2

项　目	氧解离曲线(氧合血红蛋白解离曲线)	CO_2 解离曲线
影响因素	氧离曲线右移(可增加氧的利用)： PCO_2↑、2,3-DPG↑、T↑、pH↓ 氧离曲线左移(可减少氧的利用)： PCO_2↓、2,3-DPG↓、T↓、pH↑ CO 与 Hb 的亲和力为 O_2 的210 倍 CO 与 Hb 结合既妨碍 Hb 与 O_2 的结合，又妨碍 Hb 与 O_2 的解离，此为 CO 中毒机制	O_2 与 Hb 的结合可促使 CO_2 的释放，而去氧 Hb 则容易与 CO_2 结合(何尔登效应)

5.22　**波尔效应**　当 pH 降低或 PCO_2 升高时，Hb 与 O_2 的亲和力降低，氧解离曲线右移；当 pH 升高或 PCO_2 降低时，Hb 与 O_2 的亲和力增加，氧解离曲线左移。这种酸度对 Hb 氧亲和力的影响称为波尔效应。

5.23　**何尔登效应**　指 O_2 与 Hb 结合可促使 CO_2 的释放，而去氧 Hb 则容易与 CO_2 结合。

第四节 呼吸运动的调节

5.24 呼吸中枢(表5-16)

表5-16 呼吸的各级中枢及其作用特点

部位	呼吸中枢	相应部位结构	作用及特点
脊髓	控制呼吸肌的最终通路;是呼吸反射的初级中枢	脊髓颈3~5段和胸段前角运动神经元	① 接受高级中枢的控制信息,支配呼吸肌的舒张和收缩活动 ② 整合某些初级呼吸反射
延髓	基本呼吸中枢	背侧呼吸组(孤束核腹外侧部)和腹侧呼吸组(后疑核、疑核和面神经后核及其邻近区域	发动呼吸运动的基本节律
脑桥	呼吸调整中枢	相对集中于臂旁内侧核和相邻核,合称为PBKF核群	调节呼吸节律,限制吸气,促使吸气向呼气转化
大脑皮质	随意调节系统	通过下行传导束影响延髓、脑桥和脊髓等下级呼吸运动神经元活动	精确调节呼吸运动,以适应其他功能的完成,如说话、吞咽;在一定限度内随意屏气或改变呼吸状态等

5.25　中枢化学感受器与外周化学感受器 (表5-17)

表5-17　中枢化学感受器与外周化学感受器的比较

比较内容	外周化学感受器	中枢化学感受器
部位	颈动脉体(主要调节呼吸) 主动脉体(主要调节循环)	延髓腹外侧头端和尾端的浅表部位
感受细胞	颈动脉体Ⅰ型细胞	特殊的神经细胞
适宜的刺激物	H^+↑、PCO_2↑、PO_2↓	H^+(CO_2↑与H_2O结合生成H_2CO_3)
对缺O_2的敏感性	较敏感 感受的是PO_2,并不是O_2含量	不敏感
对PCO_2突然改变反应的潜伏期	较长	较短
生理功能	在机体低O_2时,维持对呼吸的驱动	调节呼吸节律,调节脑脊液的H^+浓度,使中枢神经系统有一定稳定的pH环境

▲5.26　CO₂对呼吸的调节作用　① CO_2是调节呼吸运动的最重要的生理性化学刺激因素。② CO_2既可

通过刺激中枢化学感受器，又可通过外周化学感受器及其传入再兴奋呼吸中枢，使呼吸加深加快。其中中枢化学感受器起主要作用。③ 一定水平的$PaCO_2$对维持呼吸节律和呼吸中枢的兴奋性是非常必要的。

▲5.27 **[H^+]对呼吸的调节作用** ① H^+通过外周和中枢化学感受器对呼吸进行调节。② 中枢化学感受器的敏感性约为外周化学感受器的25倍。但H^+通过血脑屏障的速度较慢，因此，脑脊液中的H^+才是中枢化学感受器的最有效刺激。

▲5.28 **低氧对呼吸的调节作用** ① 低氧只能通过外周感受器呼吸运动进行调节。② 外周化学感受器感受的是PaO_2，并不是O_2含量。③ 在贫血或血CO中毒时，血O_2含量降低，但PaO_2正常，因此并不能加强呼吸。④ 缺氧对中枢的直接作用是抑制。

5.29 **肺牵张反射**

（1）肺牵张反射(黑-伯反射)的定义：指肺扩张或萎陷引起的吸气抑制或兴奋的反射。包括肺扩张反射、肺缩小反射。过程：肺扩张→肺牵张感受器兴奋→迷走神经→延髓→兴奋吸气切断机制神经元→吸气转化为呼气。

（2）意义：① 加速吸气和呼气的交替，使呼吸频率增加。② 与呼吸调整中枢共同调节呼吸频率和深度。

（3）特征：① 敏感性有种属差异。② 正常成人平
静呼吸时这种反射不明显，深呼吸时可能起作用。
③ 病理情况下（肺充血、肺水肿等）肺顺应性降低时起
重要作用。

5.30　肺扩张反射与肺缩小反射（表 5-18）

表 5-18　肺扩张反射与肺缩小反射的比较

	肺 扩 张 反 射	肺 缩 小 反 射
感受器	支气管、细支气管牵张感受器	细支气管,肺泡感受器
感受的刺激	肺扩张	肺缩小
传入神经	迷走神经	迷走神经
机制	切断吸气神经元	兴奋吸气神经元
结果	促进吸气转变为呼气	促使呼气转为吸气
生理意义	阻止吸气过度;加速吸气和呼气交替;调节呼吸频率及深度	感受器阈值高,平时无作用(病理时有一定作用)

5.31　呼吸肌的本体感受性反射（表 5-19）

表 5-19　呼吸肌的本体感受性反射的定义、过程及其意义

定　义	肌梭和腱器官受到牵张刺激而引起的反射称为本体感受性反射
感受器	肌梭和腱器官

过　程	吸气阻力↑→呼吸肌本体感受器（+）→传入冲动频率↑→反射性增强吸气肌收缩力，克服阻力，保证肺通气量
生理意义	平静呼吸时作用不明显，当运动或气道阻力升高（如支气管痉挛）时作用明显

（黄河科技学院　尚曙玉）

第六章 ◦ 消化和吸收

第一节 概 述

▲6.1 **消化的概念** 食物在消化道内被分解为可吸收的小分子物质的过程称为消化,包括机械性消化和化学性消化。机械性消化是指通过消化道的运动,将食物磨碎并与消化液混合、搅拌,同时将食物向消化道远端推送的过程。化学性消化是指消化道分泌的消化液对食物进行化学分解将其分解为可吸收的小分子物质的过程。

▲6.2 **吸收的概念** 食物消化分解后的小分子物质,以及维生素、无机盐和水通过消化道黏膜进入血液和淋巴循环的过程称为吸收。

6.3 **脑—肠肽的概念** 有些肽类激素在消化道和中枢神经系统中同时存在。这些双重分布的激素称为脑—肠肽。已知的脑—肠肽有促胃液素、胆囊收缩素、P物质、生长抑素、血管活性肠肽、神经降压素等20多种。

▲6.4 消化道平滑肌的一般生理特性(表6-1)

表6-1 消化道平滑肌的一般生理特性及其生理意义

特 性	活动特点	生 理 意 义
适宜刺激	对电刺激不敏感,但对温度、化学和牵拉刺激敏感	构成消化活动的局部自然刺激因素
紧张性收缩	持续、微弱的收缩状态	保持胃肠形态和位置,维持消化道腔内一定基础压力,是平滑肌各种收缩活动产生的基础
自动节律性	缓慢的节律性活动,但远不如心肌规则	反复进行充分的消化活动
富有伸展性	可被动牵拉比原长度大2~3倍	有利于胃肠道容纳更多的食物

6.5 消化道平滑肌的生物电活动(表6-2)

表6-2 消化道平滑肌的生物电的特点及其机制

类 型	特 点	机 制
静息电位	消化道平滑肌静息电位的值较低,为$-50\sim-60$ mV,电位不稳定,波动较大	消化道平滑肌静息电位不稳定,波动较大。主要是由于K^+外流和生电性钠泵的活动所形成

类型	特点	机制
基本电节律	消化道平滑肌在静息电位的基础上,可产生节律性去极化的电位波动,因慢波决定平滑肌的收缩节律,又称为基本电节律(BER)。由于其发生频率较慢,故称为慢波	慢波的波幅约为 5~15 mV,持续时间由数秒至十几秒不等;不同部位的消化道平滑肌慢波频率也不同:胃 3 次/分、十二指肠 11~12 次/分、回肠末端 8~9 次/分。慢波产生的离子机制尚未完全阐明,可能与细胞膜上生电性钠泵的活动具有波动性有关
动作电位	当 BER 的电位波动使细胞膜去极化达到阈电位水平(约 −40 mV)时,就可触发一个或多个动作电位,随后出现肌肉收缩	当慢波去极化达到阈电位水平时,消化道平滑肌便爆发动作电位,随后出现肌肉收缩。动作电位的数目越多,肌肉收缩幅度越大。消化道平滑肌动作电位时程短,约 10~20 ms,幅值较低。其产生机制是膜上一种慢钙通道开放,Ca^{2+}(以及少量 Na^+)内流而产生去极化

6.6 消化道的神经支配(表6-3)

表6-3 消化道的外来神经和内在神经支配

	成 分	释放递质	分 布	作 用
外来神经系统	副交感神经	乙酰胆碱	上皮细胞、腺细胞、平滑肌细胞	胃肠道运动增强,腺体分泌增加

	成 分	释放递质	分 布	作 用
外来神经系统	交感神经	去甲肾上腺素	内在神经系统的神经元上或直接支配消化道平滑肌、血管平滑肌及消化道腺细胞	引起消化道运动减弱、腺体分泌减少
内在神经系统	肌间神经丛	乙酰胆碱和P物质	平滑肌细胞	具有兴奋和抑制双重功能
	黏膜下神经丛	乙酰胆碱和血管活性肠肽	消化道黏膜	调节腺细胞和上皮细胞功能

6.7 **胃肠激素的概念及作用**（表6-4） 由消化道内分泌细胞合成和分泌的多种具有生物活性的化学物质，统称为胃肠激素。胃肠激素主要作用为：① 调节消化腺的分泌和消化道的运动。② 调节其他激素释放。③ 营养作用。

表6-4 主要的胃肠激素及作用

激素名称	主要生理作用
促胃液素	能刺激胃泌酸部位黏膜和十二指肠黏膜的 DNA、RNA 和蛋白质合成

激素名称	主要生理作用
促胰液素	刺激胰液及胆汁中的 HCO_3^- 分泌,抑制胃酸分泌和胃肠运动,收缩幽门括约肌,抑制胃排空
缩胆囊素	刺激胰液分泌和胆囊收缩,增强小肠和结肠运动
抑胃肽	很强的刺激胰岛素分泌的作用

第二节 口腔内消化

▲6.8 唾液的性质、成分和作用(表6-5)

表6-5 唾液的性质、成分和作用

唾液	内 容 说 明
来 源	舌下腺、颌下腺、腮腺分泌的混合液
性 质	无色无味近于中性的低渗液体
分泌量	每天分泌量约为 $1\sim1.5$ L
成 分	水分约占99%,无机物有 Na^+、K^+、Cl^-、HCO_3^- 等;有机物主要为黏蛋白、黏多糖、唾液淀粉酶、溶菌酶、免疫球蛋白
作 用	① 湿润和溶解食物,引起味觉并使食物易于吞咽;② 唾液淀粉酶可将食物中的淀粉分解为麦芽糖;③ 唾液中的溶菌酶和免疫球蛋白能杀灭细菌和病毒,起到保护和清洁口腔的作用

6.9 唾液分泌的调节

唾液分泌的调节完全是神经调节,包括条件反射和非条件反射。唾液分泌的基本中枢在延髓,高级中枢在下丘脑和大脑皮层等处。副交感神经兴奋引起大量稀薄的唾液分泌;交感神经兴奋引起少量黏稠的唾液分泌。

第三节　胃内消化

6.10　容受性舒张　当咀嚼和吞咽时,食物刺激口咽、食管等处感受器反射性地引起胃体和胃底肌肉的舒张,称为容受性舒张。

6.11　胃排空　食物由胃排入十二指肠的过程称为胃排空。

▲**6.12　黏液—碳酸氢盐屏障**　黏液层近胃腔呈酸性,pH 2.0 左右,而靠近上皮细胞侧的黏液呈中性,pH 7.0 左右,这样的 pH 梯度不仅避免了 H^+ 对胃黏膜的直接侵蚀作用,也使胃蛋白酶原黏液在上皮细胞侧不能被激活,可以有效防止胃蛋白酶对胃黏膜的直接侵蚀作用。这种由黏液和 HCO_3^- 共同构成的抗损伤屏障,被称为黏液—碳酸氢盐屏障。

6.13　呕吐　是指胃肠的内容物通过食管逆流出口腔的一种反射动作。呕吐是一种具有保护意义的防御性反射,可将胃内有害物质排出。

▲6.14 **胃液的成分、来源及作用(表6-6)** 胃液为无色酸性液体,pH 为 0.9～1.5;正常成人 24 h 分泌量为1～2.5 L。

表6-6 **胃液的成分、来源及作用**

成 分	来 源	作 用
盐酸	由壁细胞分泌	① 激活胃蛋白酶原,使之转变为有活性的胃蛋白酶;为其作用提供适宜的酸性环境。② 促进食物中蛋白质变性。③ 杀灭随食物进入胃内的细菌。④ 进入小肠后可促进胰液、胆汁、小肠液的分泌;有助于小肠对铁和钙的吸收
胃蛋白酶原	由主细胞分泌	常以无活性的酶原形式储存在细胞内。胃蛋白酶原在胃酸或已激活的胃蛋白酶作用下,转变为具有活性的胃蛋白酶。能使蛋白质水解生成䏡和胨
黏液和碳酸氢盐	由胃黏膜表面的上皮细胞,黏液颈细胞以及贲门腺和幽门腺共同分泌	① 具有润滑作用,有利于食糜在胃内的往返运动。② 保护胃黏膜免受坚硬食物的机械性损伤。③ 降低胃液的酸度,减弱胃蛋白酶的活性。④ 减慢胃腔中的 H^+ 向胃壁扩散速度
内因子	壁细胞	促进回肠主动吸收维生素 B_{12}

6.15 消化期胃液分泌的调节

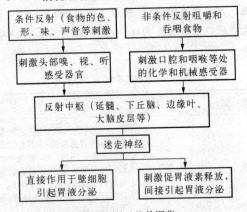

a.头期胃液分泌的调节

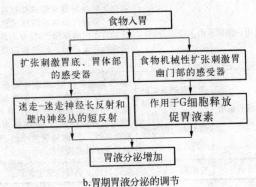

b.胃期胃液分泌的调节

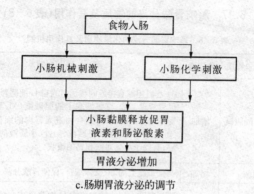

c.肠期胃液分泌的调节

6.16 消化期胃液分泌的特点(表6-7)

表6-7 头期、胃期、肠期胃液分泌的特点

消化期	特 点	酸度、胃蛋白酶原含量	影 响 因 素
头期	持续时间长、分泌量多	均较高	受情绪、食欲影响
胃期	分泌量多	酸度高、胃酶含量小于头期	受情绪、食欲影响
肠期	分泌量少	酸度低	

6.17 影响胃酸分泌的物质及其作用(表6-8)

表6-8 影响胃酸分泌的化学物质及其作用机制

化学物质	分泌量	作 用 机 制
乙酰胆碱	增加	① 乙酰胆碱直接或间接通过兴奋 G 细胞释放促胃液素。② 与壁细胞上的胆碱能(M_3型)受体结合。③ 杀灭随食物进入胃内的细菌。④ 进入小肠后可促进胰液、胆汁、小肠液的分泌;有助于小肠对铁和钙的吸收
组胺	增加	与壁细胞上的 H_2受体结合,促使胃酸分泌
促胃液素	增加	由胃窦和上段小肠黏膜中 G 细胞合成并释放后经血液循环到达壁细胞,促进胃酸分泌
盐酸	减少	当胃窦 pH 降至 2 以下时,胃内的 HCl 直接作用于壁细胞,通过抑制 G 细胞释放促胃液素和刺激 D 细胞释放生长抑素而抑制胃酸的分泌
生长抑素	减少	通过直接抑制壁细胞泌酸、抑制 G 细胞分泌促胃液素及抑制肥大细胞释放组胺等多种途径使胃酸分泌减少
脂肪	减少	引起小肠黏膜分泌肠抑胃素
高张溶液	减少	① 激活小肠内渗透压感受器,引起肠-胃反射;② 通过刺激小肠黏膜释放一种或多种能抑制胃酸分泌的激素

6.18　胃运动的主要形式及作用(表6-9)

表6-9　胃的运动主要形式及作用

运动形式	作　　用
容受性舒张	当咀嚼和吞咽时,食物刺激口咽、食管等处感受器反射性地引起胃体和胃底肌肉的舒张,称为容受性舒张,主要作用是接纳和储存食物,并且防止胃内容物增加导致的胃内压急剧升高
紧张性收缩	胃壁平滑肌经常保持着一定程度的紧张性收缩。其有助于胃保持一定的形状、位置和胃内压,又可促进化学性消化。如胃的紧张性收缩降低过度,会引起胃下垂或胃扩张,导致消化功能障碍
蠕动	胃蠕动的生理意义在于能够研磨、搅拌胃内食物,并促使胃内容物与胃液充分混合,促进化学性消化

6.19　胃排空及其控制(表6-10)

表6-10　胃排空的动力及其影响因素

胃排空的动力	直接动力来源于胃内压与十二指肠内压之差,原动力来源于胃运动
影响因素	食糜的理化性状和化学组成不同,胃排空速度也不同。一般来说,稀的、流体食物比固体食物排空快;小颗粒的食物比大块的排空快;等渗溶液比非等渗溶液排空快。3种主要食物中,排空最快的为糖类,其次是蛋白质,排空最慢的是脂肪

第四节 小肠内消化

6.20　胆盐的肠—肝循环　肝细胞分泌的胆盐排至小肠后,约有 90% 在回肠末端被吸收入血,经门静脉回肝脏再形成胆汁重新分泌入肠,这个过程称为胆盐的肠-肝循环。返回肝脏的胆盐一方面刺激肝细胞再分泌胆汁,另一方面可作为合成胆汁的原料。

6.21　胰液的成分、来源及作用(表6-11)　胰液正常为无色、无味、等渗的碱性液体,pH 为 7.8～8.4;正常成人 24 h 分泌量为 1～2 L。

表6-11　胰液的成分、来源及作用

成　分	来　源	作　用
水、碳酸氢盐	胰腺小导管上皮细胞分泌	中和进入十二指肠的胃酸,为小肠内多种消化酶提供适宜的弱碱性 pH 环境
胰淀粉酶	胰腺腺泡细胞	是一种 α-淀粉酶,可水解淀粉、糖原、大多数其他碳水化合物为二糖和少部分三糖;水解效率高
胰脂肪酶	胰腺腺泡细胞	可将三酰甘油分解为脂肪酸、一酰甘油和甘油

成　分	来　源	作　　用
胰蛋白酶原和糜蛋白酶原	胰腺腺泡细胞	以无活性的酶原形式存在于胰液中。小肠液中的肠激酶可以激活胰蛋白酶原，使之转变为有活性的胰蛋白酶。糜蛋白酶原是在胰蛋白酶作用下转为有活性的糜蛋白酶。胰蛋白酶和糜蛋白酶作用极为相似，单独作用时，都能将蛋白质分解为月示和胨，协同作用时，可分解蛋白质成为小分子的多肽和氨基酸，多肽则可进一步被羧基肽酶分解成氨基酸。此外，糜蛋白酶还有较强的凝乳作用

6.22　胰液分泌的神经调节

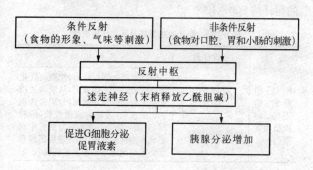

6.23 胰液分泌的体液调节(表6-12)

表6-12 影响胰液分泌的主要激素

化学物质	分 泌	生 理 作 用
促胰液素	由小肠黏膜S细胞分泌	盐酸是引起促胰液素释放的最强的刺激因素。促胰液素主要作用于胰腺小导管上皮细胞,使其分泌富含水分和碳酸氢盐的胰液,而酶的含量不高
缩胆囊素	由肠黏膜内的Ⅰ型细胞释放	直接作用于胰腺腺泡上皮细胞上的CCK受体引起胰液分泌,促使胰腺分泌含酶多的胰液以及促进胆囊收缩,排出胆汁
生长抑素	D细胞	是已知抑制胰液分泌最强的激素,能抑制促胰液素和缩胆囊素对胰腺分泌的刺激作用

6.24 胆汁的主要成分和生理作用(表6-13)

胆汁味苦,呈金黄色,pH约7.4;正常成年人每日分泌的胆汁约800~1000 mL。

表6-13 胆汁的主要成分及其作用机制

成 分	生理作用	作 用 机 制
胆盐、胆色素、胆固醇、卵磷脂和黏蛋白	乳化脂肪,促进脂肪消化和分解。加快脂肪分解产物的吸收	可降低脂肪的表面张力,使脂肪乳化成微滴分散于水溶液中,从而增加胰脂肪酶与脂肪作用的面积;胆盐达到一定浓度后,可聚合成微胶粒,脂肪酸、甘油一酯等可渗入到微胶粒中而形成水溶性复合物,能促进胆固醇和脂肪酸以及脂溶性维生素的吸收

6.25 胆汁分泌的神经调节

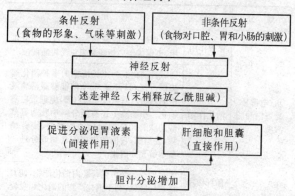

6.26 胆汁分泌的体液调节(表6-14)

表6-14 影响胆汁分泌的主要体液因素

化学物质	生 理 作 用
胆　盐	利胆作用最强,可刺激肝细胞分泌胆汁,常用作利胆剂
促胰液素	主要作用于胆管系统,引起胆汁中水和 HCO_3^- 分泌量增加
缩胆囊素	具有强烈收缩胆囊、舒张肝胰壶腹括约肌,从而促进胆囊胆汁排出的作用

6.27 小肠液的成分和生理作用(表6-15)　小肠液呈弱碱性,pH约7.6;正常成年人每日分泌量为1~3 L。

表 6-15　小肠液的主要成分及其作用机制

成　分	生理作用	作　用　机　制
水、电解质、黏蛋白和肠激酶	保护作用	十二指肠分泌的碱性黏稠液有润滑作用,可保护十二指肠黏膜免受胃酸侵蚀
	消化作用	弱碱性消化液为小肠液中的多种消化酶提供适宜 pH 环境,肠激酶能够激活胰液中的胰蛋白酶原成胰蛋白酶,促进蛋白质消化。小肠液中还有能分解小肽为氨基酸的肽酶和分解双糖的蔗糖酶、麦芽糖酶、乳糖酶,它们的作用使食物成分进一步水解充分消化
	稀释作用	大量的小肠液可稀释肠内消化产物,使其渗透压降低,利于消化产物的消化和吸收

6.28　小肠运动的主要形式(表 6-16)

表 6-16　小肠运动的主要形式比较

运动形式	作　　　　用
紧张性收缩	平滑肌的紧张性收缩是小肠保持其基本形状、进行其他运动形式的基础。当小肠平滑肌紧张性收缩增强时,有利于小肠内容物的混合和运送
分节运动	分节运动是一种小肠环行肌的节律性收缩和舒张运动。空腹时几乎不存在,进食后才逐步增强。分节运动的作用是:① 使消化液与食糜充分混合,有利于消化酶对食物进行消化。② 延长食糜在小肠内停留时间,促进消化分解产物吸收。③ 挤压肠壁,促进血液和淋巴回流,有助于吸收

运动形式	作　　用
蠕动	蠕动是由小肠的环形肌和纵形肌由上而下一次发生的推进性收缩运动。小肠的任何部位均可发生蠕动，近端小肠的蠕动速度较快，远端小肠的蠕动速度较慢，约0.5～2.0 cm/s。蠕动的意义在于推进食糜向前推进，到达新的肠段后再开始分节运动

6.29　小肠运动的调节(表6-17)

表6-17　小肠运动的神经、体液调节

调节因素	生　理　作　用
内在神经调节	肠肌间神经丛对小肠运动起重要调节作用。肠腔内食糜的机械性和化学性刺激及肠管扩张，可通过局部神经丛反射引起小肠蠕动加强
自主神经的调节	副交感神经的兴奋能加强小肠运动，交感神经兴奋则产生抑制作用
体液调节	促胃液素、5-HT能加强小肠收缩；而促胰液素、胰高血糖素、血管活性肠肽、肾上腺素和抑胃肽等抑制小肠的运动

第五节　大肠的功能

6.30　大肠液的分泌及大肠内细菌的作用(表6-18)

表6-18　大肠液的分泌及大肠内细菌的作用

成　分	来　源	作　用
黏液和碳酸氢盐	肠黏膜表面的柱状上皮细胞及杯状细胞分泌	保护肠黏膜和润滑粪便
大肠杆菌、葡萄球菌等	食物和空气	① 分解食物残渣。② 利用食物残渣合成复合维生素B和维生素K

6.31　排便反射过程

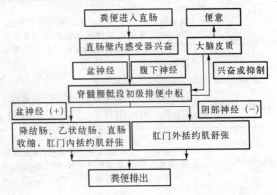

第六节　吸　收

6.32　消化道不同部位吸收物质的比较(表6-19)

表6-19　消化道不同部位吸收物质的比较

吸收部位	吸收物质
口腔和食管	食物基本上不能被吸收,某些药物可被口腔黏膜吸收
胃	吸收能力很弱,仅能吸收乙醇、少量水分和某些药物
小肠	营养物质吸收的主要部位。糖类、蛋白质和脂肪的消化产物,大部分在十二指肠和空肠内被吸收;回肠可主动吸收胆盐和维生素B_{12}
大肠	主要吸收水分和无机盐,缓慢吸收某些药物

6.33　小肠成为主要吸收场所的因素(表6-20)

表6-20　小肠成为主要吸收场所的原因

吸收条件	吸收途径
小肠具有很大的吸收面积	成人小肠长达5～7 m,小肠黏膜有许多环行皱褶向肠腔突出,且在皱褶上还有由固有层和黏膜上皮伸向肠腔而形成的大量绒毛,绒毛上皮的细胞顶端又伸出许多突起,形成微绒毛,它们使小肠黏膜的表面积达200 m^2左右
肠绒毛内部有丰富的毛细血管和毛细淋巴管	小肠平滑肌纤维的收缩,可使绒毛产生伸缩运动和来回摆动,促进绒毛内血液和淋巴液的流动和物质的吸收

吸收条件	吸　收　途　径
各种营养物质已被消化成为可吸收的物质	食物中的糖类、蛋白质和脂类经胰液、胆汁和小肠液消化后已变成可被吸收的小分子物质
食物在小肠内停留时间较长	食物在小肠内停留时间较长,一般达3~8 h,能被充分吸收

6.34　三大类营养物质的吸收过程(表6-21)

表6-21　糖、蛋白质、脂肪的吸收形式及过程

营养物质	吸收部位	吸收形式	吸　收　过　程
糖	十二指肠和空肠	单糖	单糖的吸收可以逆浓度差进行,是耗能的主动转运过程,属于继发性主动转运。葡萄糖是通过同向协同转运机制吸收,果糖则不能逆浓度差主动转运,其吸收是通过扩散而被动转运
蛋白质	小肠各段	氨基酸	氨基酸的吸收主要是主动转运,其吸收机制与葡萄糖相似,即通过与Na^+耦联进行协同转运
脂肪	小肠各段	甘油脂肪酸甘油一酯胆固醇	甘油溶于水,同单糖一起被吸收;中短链脂肪酸可从肠腔直接扩散入小肠上皮细胞入血;长链脂肪酸、甘油一酯、胆固醇和胆盐结合形成混合微胶粒被吸收

6.35 水、无机盐和维生素的吸收过程(表6-22)

表6-22 水、无机盐和维生素的吸收

吸收物质	吸收部位	吸收机制	吸 收 过 程
水	胃和小肠	被动吸收	渗透性吸收
钠	小肠	继发性主动转运	钠泵位于上皮细胞的基底侧膜,它的活动使细胞内 Na^+ 浓度降低,促使肠腔内 Na^+ 顺浓度差进入细胞
钙	小肠	主动转运	钙必须转变为离子钙才能被吸收。维生素D、胆汁酸和酸性环境能促进其吸收;而脂肪酸、磷酸盐可以与钙形成不溶性复合物而阻碍钙的吸收
铁	小肠上部	被动吸收	食物中的铁大部分是三价铁(Fe^{3+}),必须在胃酸、维生素C等作用下还原为亚铁(Fe^{2+})后才能被吸收
负离子	小肠	被动吸收	肠腔内 Na^+ 被吸收所造成的电位变化可促进负离子向细胞内移动
水溶性维生素	小肠	主要是主动吸收	维生素 B_{12} 必须和内因子结合运至回肠末端解离后才能被吸收
脂溶性维生素	小肠	单纯扩散	吸收方式与脂类消化产物相同,大部分吸收后通过淋巴入血

(大连医科大学 刘丽红)

第七章 ⚬ 能量代谢和体温

第一节 能量代谢

7.1 能量代谢的概念 能量代谢是指在机体物质代谢过程中所伴随的能量的释放、转移、储存和利用。

7.2 机体能量的来源 机体的能量主要来源于糖、脂肪和蛋白质三大营养物质所蕴藏的化学能,其中糖为主要的能源物质,脂肪为糖供应不足时的能源物质,而蛋白质一般不作为供能物质。

7.3 机体能量的储供形式 机体的能量以高能磷酸键的形式储存于三磷酸腺苷(ATP)和磷酸肌酸(CP)中,以 ATP 的形式向细胞活动供能。

7.4　能量代谢测定相关的概念(表7-1)

表7-1　能量代谢测定相关的概念及具体内容

相关概念	具 体 内 容
食物的热价	1g营养物质氧化时所释放的能量,包括生物热价和物理热价。生物热价指1g营养物质在体内生物氧化时所释放的能量。物理热价指1g营养物质在体外物理燃烧时所释放的能量
食物的氧热价	指营养物质氧化时,消耗1L氧气所产生的能量
呼吸商	指营养物质在体内氧化过程中产生的二氧化碳量与耗氧量之比

▲7.5　影响能量代谢的因素(表7-2)

表7-2　影响能量代谢的因素

因　素	阐　明　的　内　容
肌肉活动	是影响能量代谢最显著的因素
精神活动	人在平静地思考问题时,脑组织的能量代谢变化不大。当人处于烦恼、恐惧或情绪激动等状态时,能量代谢率显著增加
食物的特殊	指营养物质在体内氧化过程中产生的二氧化碳量与耗氧量之比

因　素	阐　明　的　内　容
动力效应	在三大营养物质中,蛋白质的特殊动力效应最显著,达 30%
环境温度	机体安静状态下的能量代谢率,在 20～30℃的环境中最为稳定,当环境温度高于 30℃或低于 20℃时,机体的能量代谢率均增加

　　7.6　基础代谢率　指单位时间内,基础状态下的能量代谢(BMR)。

　　7.7　基础状态　基础状态是要求受试者清醒、静卧,不做肌肉活动,无精神紧张和发热,禁食 12～14 h,室温保持在 20～25℃。

第二节　体温及其调节

　　7.8　体温的概念　体温指机体深部的平均温度。

▲**7.9　体温的测量部位与正常值**(表 7-3)

表 7-3　人体不同部位体温的正常值

测量部位	正常值	注　意　事　项
腋窝	36.0～37.4℃	测量时应紧闭腋窝形成人工体腔,且保持 5～10 min

测量部位	正常值	注 意 事 项
口腔	36.7~37.7℃	测量时将温度计感温部置于舌下,紧闭口腔
直肠	36.9~37.9℃	测量时于温度计表面涂润滑剂,并插入直肠 6 cm 以上

7.10 体温的生理波动(表7-4)

表7-4 人体体温的生理波动

因 素	阐 明 的 内 容
昼夜变化	正常成人体温随昼夜呈周期性波动,但幅度一般不超过1℃
性别	成年女性的体温平均比成年男性高 0.3℃,且随月经周期发生周期性改变
年龄	一般儿童高于成人,老人低于成人
肌肉活动和精神因素	肌肉活动、精神紧张、情绪激动等都会使机体的能量代谢增加,体温升高

7.11 机体的产热与散热 机体主要的产热器官是内脏和骨骼肌。安静状态下,以内脏(肝脏)为主,劳动或运动时,以骨骼肌为主。皮肤是机体最主要的散热器官。

▲7.12　皮肤散热的方式(表7-5)

表7-5　皮肤散热的方式、影响因素及其应用

散热方式	概　　念	影响因素	实 际 应 用
辐射散热	机体以热射线的形式将体热传递给外界较冷的物体	辐射面积、温差	炎热夏季使用空调降温
传导散热	机体将热量直接传递给与其相接触的较冷物体	接触面积、温差、物体导热性	用冰帽、冰袋、冷敷降温
对流散热	是传导散热的特殊形式。机体热量不断传递给周围与皮肤接触的较冷空气	风速	夏季使用电风扇降温
蒸发散热	是体表的水分汽化时吸收热量而散发体热	环境温度、年龄	酒精擦浴降温、患者补液加上每日蒸发量

7.13　温度感受器　根据温度感受器存在的部位分为外周温度感受器和中枢温度感受器两种。根据温度感受器感受温度的性质又分为冷感受器和热感受器。

7.14　体温调节中枢　体温调节的基本中枢在下丘脑的视前区/下丘脑前部(PO/AH区)。

7.15　调定点学说　该学说认为,下丘脑的PO/AH区设定了体温调定点,其正常数值为37℃。当

PO/AH 区的局部温度为 37℃时,机体的冷、热敏神经元的活动刚好处于平衡状态。当体温超过 37℃时,通过外周和中枢温度感受器,将温度信息传递给 PO/AH 区神经元,导致热敏神经元兴奋,使散热活动增强,产热活动减弱,使体温回降至 37℃。当体温低于 37℃时,使冷敏神经元兴奋,致产热活动增强,散热活动减弱,体温回升至 37℃。当致热原作用于机体时,可使体温调节中枢的调定点重新调定上移而引起调节性体温升高,称为发热。

(江西医学高等专科学校　王艳辉)

第八章 ○ 尿的生成与排出

第一节 肾脏的功能结构和
血液循环

8.1 排泄的概念 指机体将体内物质代谢的终产物、过剩的物质以及进入体内的异物等排出体外的过程。排泄途径见表 8-1。

表 8-1 机体主要排泄途径及其排泄产物

排泄器官	排泄物
肾 脏	水、尿素、肌酐、盐类、药物、毒物、色素等
肺	CO_2、少量水
皮 肤	水、NaCl、少量尿素等
消化道	钙、镁、铁、磷等无机盐、胆色素、毒物等
唾液腺	重金属、狂犬病毒等

▲8.2　**尿生成的基本过程**　① 肾小球的滤过。② 肾小管和集合管的重吸收。③ 肾小管和集合管的分泌。

8.3　**尿量**　正常成人每昼夜排出尿量在 1000～2000 mL 之间，平均 1500 mL。临床上，每昼夜排尿量 100～500 mL 为少尿；不足 100 mL 为无尿；每昼夜排尿量长期持续在 2500 mL 及以上为多尿。

8.4　**尿液性质**　呈淡黄色，密度在 1.015～1.025，渗透压为 50～1200 mOsm/(kg·H_2O)，pH5.0～7.0。

8.5　**肾脏泌尿的生理意义**　① 排出代谢终产物、过剩的电解质及进入体内的异物。② 调节体内水、电解质、酸碱和渗透压平衡。

▲8.6　**肾脏的内分泌功能**　肾脏也是一个内分泌器官，可合成和分泌多种激素，如促红细胞生成素、肾素、1α-羟化酶和前列腺素等。

8.7　**肾单位**

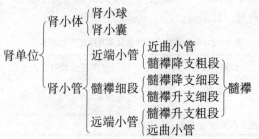

8.8 球旁复合体(表8-2)

表8-2 球旁复合体的位置、形态与功能

细胞	球旁细胞	致密斑	间质细胞
位置	入球小动脉中膜内	远曲小管起始部	肾小体血管极三角区
形态	椭圆形,胞质内含分泌颗粒	上皮变高而密集,呈斑状	形态不规则,表面有突起,内有较多微丝
功能	分泌肾素,又称颗粒细胞	感受小管液中Na^+浓度,调节肾素的释放	具有吞噬与收缩功能

8.9 肾血液循环的特点(表8-3) 肾血液循环

途径:腹主动脉→肾动脉→叶间动脉→弓形动脉→小叶间动脉→入球小动脉→肾小球毛细血管→出球小动脉→肾小管周围毛细血管→小叶间静脉→弓形静脉→叶间静脉→肾静脉。

表8-3 肾血液循环的特点及其与尿生成的关系

血液供应的特点	与尿生成的关系
肾血流非常丰富,占心排出量的$1/5\sim1/4$	是尿生成的物质基础
肾血流分布不均匀,皮质占94%;	

血液供应的特点	与尿生成的关系
两套毛细血管网	
肾小球毛细血管网	利于肾小球的滤过作用
肾小管周围毛细血管网	利于肾小管的重吸收

8.10　肾血流量的自身调节　在没有神经支配的情况下,当肾动脉灌流压在一定范围内(80～180 mmHg)变化时,肾血流量和肾小球滤过率保持相对恒定的现象,称为肾血流量自身调节。

8.11　神经—体液调节　① 肾血管受交感缩血管神经的单一支配。安静时,肾交感神经的紧张性活动使血管平滑肌保持一定程度的收缩。应急时交感 N 兴奋→肾血管收缩 → 肾血流量 ↓。② NE、E、VP、A II ↑→肾血管收缩→肾血流量 ↓;PGI_2、PGE_2、NO和缓激肽 ↑→肾血管舒张→肾血流量 ↑。

第二节　尿生成的过程

▲**8.12　肾小球滤过概念**　指循环血液在流经肾小球毛细血管时,除了血细胞和血浆蛋白外,都能被滤出到达肾小囊腔的过程。被滤过到肾小囊腔的液体称为

小管液,也被称为超滤液或原尿。肾小球滤过功能由滤过膜的通透性和滤过动力共同决定。

▲8.13 **肾小球滤过率(GFR)与滤过分数** ① 肾小球滤过率(GFR):单位时间(每分钟)内由两肾所生成的原尿量或超滤液量称肾小球滤过率(GFR)。正常值约为 125 mL/min,则每天生成的原尿量为 180 L/d。② 滤过分数:肾小球滤过率与肾血浆流量(RPF,660 mL/min)的比值。即 125 ÷ 660 × 100% = 19%。③ 临床联系:菊粉可被肾小球自由滤过,并不被肾小管和集合管重吸收和分泌,故常被临床用于检测肾小球的滤过功能。

8.14 滤过膜(表8-4)

表8-4 滤过膜的结构及其特点

结　构	特　点
毛细血管的内皮细胞层	厚约 40 nm,有许多直径大小为 50~100 nm 的窗孔,可阻止血细胞通过
基膜层	为主要屏障,厚 325 nm,微纤维网结构,网孔的大小为 4~8 nm,只有水和部分溶质可以通过
肾小囊的脏层	厚 40 nm,细胞表面有足状突起并交错形成裂隙,细胞间隙上有一层滤过裂隙膜,膜上有直径 4~14 nm 的孔,是大分子物质滤过的最后一道屏障

归纳：总滤过面积大，为 1.5 m^2；通透性高，带负电荷（涎蛋白）。直径 $<2.0 \text{ nm}$ 能自由通过，$2.0\sim4.2 \text{ nm}$ 能部分通过，$>4.2 \text{ nm}$ 完全不能通过（白蛋白）。带正电荷的溶质最易通过；中性溶质次之；负电荷溶质不易通过。

▲8.15　**滤过动力—有效滤过压（EFP）** EFP＝肾小球毛细血管压－（血浆胶体渗透压＋囊内压）。血浆从入球小动脉流至出球小动脉的过程中，有效滤过压逐渐减小。倘若有效滤过压降为零，滤过便停止，这种现象称为滤过平衡。

▲8.16　**影响肾小球滤过作用的因素（表8-5）**

表8-5　影响肾小球滤过作用的因素及其临床联系

影　响　因　素	滤过率的变化	临　床　联　系
① 滤过膜 滤过膜的孔径↑ 滤过膜带负电荷↓ 滤过膜面积↓	滤过率↑（血尿） 滤过率↑（蛋白尿） 滤过率↓（尿少）	急性肾小球肾炎：滤过膜通透性↑而面积↓，出现少尿、蛋白尿甚至血尿 微小病变型肾病：糖蛋白减少或消失，大量蛋白尿
② 有效滤过压 毛细血管压↓	滤过率↓（动脉血压在 80～180 mmHg 时尿量较稳定）	大失血，动脉血压低于 80 mmHg 时，肾小球毛细血管压↓，滤过率↓，尿量↓，甚至无尿

（续表）

影 响 因 素	滤过率的变化	临 床 联 系
血浆胶体渗透压↓ 囊内压↑	滤过率↑ 滤过率↓	快速大量输生理盐水,稀释血浆蛋白,尿量↑ 见于泌尿系统的结石、肿瘤
③ 肾小球血浆流量↓	滤过率↓(影响滤过平衡)	严重低氧、中毒性休克时,交感神经兴奋引血管收缩,肾血浆流量减少,滤过率↓

8.17 肾小管和集合管重吸收 是指肾小管滤液中的物质通过肾小管和集合管重新回到血管内的过程。正常成人每天生成的原尿量约为 180 L,而排出体外的终尿仅 1.5 L 左右,不足原尿量的 1%。说明肾小球滤过生成的原尿超过 99% 在流经肾小管和集合管时被重吸收了。

▲**8.18 肾小管重吸收的特点** ① 选择性:滤过液中的葡萄糖、氨基酸全部被肾小管重吸收,水和电解质,如 Na^+、Cl^-、K^+ 等大部分被重吸收,尿素小部分被重吸收,肌酐则完全不被重吸收。② 不同肾小管段的重吸收功能不同:近曲小管居首位,占重吸收总量的 65%～70%,可重吸收原尿中几乎全部的葡萄糖、氨基酸、维生素及微量蛋白质等,水和无机盐也大部分在此

被重吸收;髓袢主要重吸收余下的水和无机盐(15%～20%);远端小管和集合管可继续重吸收部分水、尿素和Na^+等,占12%。③ 有限性:如近曲小管对葡萄糖的重吸收具有一定的限度,超过此限度,则葡萄糖便不会全部被重吸收,从而排出体外,出现糖尿。所以将尿中刚出现葡萄糖的血糖浓度(160～180 mg/100 mL)称为肾糖阈。

▲8.19 几种主要溶质的重吸收(表8-6)

表8-6 主要溶质重吸收的部位及其机制

物质	重吸收部位	重吸收机制	重吸收的特点
Na^+	近曲小管(60%～70%)	主动重吸收	近曲小管前半段:Na^+-H^+交换,有"回漏";后半段:细胞旁转运(随Cl^-)
	髓袢(20%～25%)		髓袢升支粗段:Na^+与Cl^-、K^+协同转运。抑制剂:呋喃苯胺酸(速尿)
	远曲小管、集合管(10%)		远曲小管、集合管:受醛固酮调节,有Na^+-K^+交换和Na^+-H^+交换。噻嗪类药物:抑制Na^+-Cl^-同向转运体

物质	重吸收部位	重吸收机制	重吸收的特点
Cl^-	近曲小管（大部分） 髓襻升支粗段（少部分）	被动重吸收 继发性主动重吸收	随 Na^+ 的主动重吸收而被动重吸收 与 Na^+、K^+ 由同一载体的协同转运
H_2O	近曲小管（60%～70%） 髓襻降支（10%） 远曲小管、集合管（20%～30%）	被动重吸（渗透作用）	近曲小管、髓襻降支：必须重吸收→随溶质吸收而被重吸收（与体内是否缺水无关）；远曲小管和集合管：调节性重吸收→受抗利尿激素的调节（随体内对水的需求而变化）
葡萄糖	全部在近曲小管	继发性主动重吸收	葡萄糖的重吸收有一定的极限（肾糖阈）：尿中开始出现葡萄糖时的血糖浓度。正常值：1.6～1.8 g/L（9～10 mmol/L）
氨基酸	近曲小管	继发性主动重吸收	依赖于 Na^+ 的重吸收
HCO_3^-	近曲小管	被动重吸收	以 CO_2 的形式重吸收；伴有 H^+ 的分泌
K^+	主要在近曲小管	主动重吸收	肾小球滤过的 K^+，大部分在近曲小管被重吸收，终尿中的 K^+ 主要是由远曲小管、集合管分泌

▲8.20 肾小管和集合管的分泌排泄功能(表8-7)

表8-7 K+、H+、NH₃的分泌过程及其意义

分泌物质	分泌部位	分泌机制(分泌过程)	生理意义	临床联系
K+	远曲小管集合管	Na+重吸收时伴随K+的分泌,形成K+-Na+交换。H+-Na+交换与K+-Na+交换存在相互竞争	维持 Na+、K+平衡。特点:"多吃多排,少吃少排,不吃也排"	不能进食的患者要注意给予补充K+
H+	近球小管远曲小管集合管	H+主动分泌入小管腔内(Na+泵供能),形成H+-Na+交换	排酸保碱,维持体内酸碱平衡	酸中毒的患者往往伴有高血钾;高血钾的患者往往伴有酸中毒
NH₃	远曲小管集合管	谷氨酰胺脱氨产生NH₃,扩散入管腔内,与管腔中H+结合生成NH₄+排出	NH₃的分泌与H+分泌相互促进,间接地促进了排酸保碱作用	酚红94%由近端小管主动分泌随尿排出,因此临床常用酚红排泄试验来检查肾小管的排泄功能是否正常

第三节 尿液的浓缩和稀释

8.21 肾髓质高渗梯度现象 小管液在近曲小管为等渗;在髓襻降支为高渗,越向乳头方向,渗透压越高,到襻顶处,渗透压最高。在髓襻升支内,渗透压又逐渐下降,到髓襻升支粗段时,小管液已成为低渗,在远曲小管仍为低渗或等渗,但到达集合管后,又转为高渗。通过集合管的小管液,基本上就等于终尿的渗透压了。

8.22 肾髓质高渗梯度形成原理(表8-8) 逆流倍增。

表8-8 肾髓质高渗梯度形成机制

部 位	通 透	不通透	流 动	作 用
髓襻升支粗段	NaCl	水、尿素	主动吸收NaCl	小管液在皮质方向流动时渗透液浓度降低,而小管周围组织中由于NaCl堆积渗透压升高,形成外髓质高渗

部 位	通 透	不通透	流 动	作 用
髓襻降支细段	水	NaCl、尿素	水进入组织	降支中的水不断进入组织间液，使小管液从上至下形成一个逐渐升高的浓度梯度，至髓襻折返处达到峰值
髓襻升支细段	尿素（中）、NaCl（高）	水	NaCl 向组织液扩散；内髓部集合管扩散到组织的尿素顺浓度差进入升支细段内	小管外组织液中的 NaCl 浓度逐渐升高；等渗的近端小管液流入远端小管时变为低渗，而髓襻间质则形成高渗；髓襻升支细段与内髓部集合管间形成尿素的再循环
远端小管和集合管外髓部	水（有 ADH 时易通透）	尿素	水被重吸收	小管液内尿素浓度逐渐升高
集合管内髓部	尿素（高通透）		尿素进入组织间液	组织间液尿素浓度逐渐升高，内髓部更高

▲归纳：① 髓襻与集合管对 Na^+、水、尿素的节段性

选择性通透是肾脏髓质渗透压梯度形成的基础。② 髓袢升支粗段对 Na^+ 和 Cl^- 的主动重吸收是建立髓质渗透压梯度的主要动力。③ NaCl 和尿素是建立髓质渗透压梯度的主要溶质,外髓部髓质渗透压梯度主要由 NaCl 的重吸收形成,内髓部髓质渗透压梯度由 NaCl 和尿素的重吸收共同形成。④ 直小血管的逆流交换作用起维持肾髓质高渗的作用。

8.23 影响尿液浓缩和稀释的因素(表8-9)

表8-9 影响尿液浓缩和稀释的因素及其临床联系

因 素	影 响	临 床 联 系
肾髓质结构	髓袢越发达越长则逆流倍增效率高,反之,则低	小儿髓袢较短,慢性肾盂肾炎致肾髓质纤维化等,尿浓缩↓
肾小管和集合管的功能	髓袢升支粗段是肾髓质高渗梯度形成的始动因素	呋塞米、依他尼酸→抑制髓袢升支粗段 $Na^+ - 2Cl^- - K^+$ 同向转运体→外髓质高渗↓→尿浓缩↓
尿素量	是肾髓质高渗梯度形成的重要物质之一	营养不良、蛋白质长期摄入不足或蛋白质代谢↓(老年人),尿液浓缩能力↓
直小血管逆流交换	血流速度过快或过慢均使尿浓缩能力下降	高血压合并肾损害→血流过快;血高黏滞综合征→血流过慢

第四节 尿生成的调节

8.24 肾内自身调节(表8-10)

表8-10 肾内自身调节的类型及其机制与意义

类 型	▲小管液溶质浓度	球-管平衡	管-球反馈
机 制	渗透性利尿:由于渗透压升高而对抗肾小管重吸收水分所引起的尿量增多现象	近曲小管对溶质、水的重吸收量与肾小球滤过量之间保持一定的平衡关系的现象	肾小管内液体的流量发生变化时,可以反馈性地调节肾小球滤过功能
生理意义	小管液溶质浓度↑→小管液渗透压提高→吸水的能力↑→对抗肾小管对水的重吸收→水的重吸收↓→尿量增加	定比重吸收,使终尿的量和溶质不会因 GFR 的增减出现大的波动	使肾小球滤过率维持在相对恒定的状态

8.25 神经调节

在肾小球与肾小管均有交感神经分布,在入球小动脉、球旁复合体周围分布的交感神经末梢最为密集。

肾交感 N 兴奋(运动、高温、大出血、缺 O_2、剧痛)→释放 NE:① 激活 α 受体→入球与出球小 A 收缩

(收缩程度：A 入＞A 出)→肾毛细血管压↓、肾血浆流量↓→有效滤过压↓→GFR↓。② 激活肾上腺素能受体→近端小管和髓襻上皮细胞重吸收水和 NaCl↑。③ 激活 β 受体→近球细胞释放肾素→血管紧张素-醛固酮系统↑→远曲小管和集合管对水、NaCl 的重吸收↑。

▲8.26　体液调节(表8-11)

表8-11　抗利尿激素和醛固酮对尿生成的调节

	抗利尿激素(ADH)	醛固酮(ADS)
合成部位	下丘脑视上核(为主)和室旁核	肾上腺皮质球状带
生理作用	① 提高远曲小管和集合管对水的重吸收,尿量减少 ② 提高内髓部集合管对尿素的通透性,以提高肾髓质组织液的渗透梯度	促进远曲小管和集合管对 Na^+ 的主动重吸收,同时促进 K^+ 的排出及水的重吸收
作用机制	ADH 与上皮细胞管周膜 V_2 受体结合→激活腺苷酸环化酶→cAMP-PK 系统→蛋白磷酸化→水通道(AQP)装配到膜上,提高对水的通透性	与胞浆受体结合→醛固酮诱导蛋白↑→管腔膜通道蛋白↑、基侧膜 Na 泵活性↑、线粒体 ATP 生成↑

抗利尿激素（ADH）	醛 固 酮（ADS）
合成和释放的调节	① 血浆晶体渗透压的改变（最主要）：机体大量出汗、严重呕吐或腹泻→血浆晶体渗透压↑→中枢渗透压感受器（＋）→ADH 合成和释放→水重吸收↑→尿量减少；反之，尿量↑（如：水利尿） ② 循环血量的改变：循环血量↑→心房容量感受器（＋）→抑制 ADH 合成和释放 → 水重吸收↓→尿量增加 ③ 动脉血压增高：动脉血压↑→刺激颈动脉窦和主动脉弓的压力感受器→反射性抗利尿激素↓→水重吸收↓，从而减少有效循环血量，降低血压 ④ 其他：心房钠尿肽、冷刺激→ADH↓；血管紧张素Ⅱ、痛刺激，情绪紧张→ADH↑	① 肾素-血管紧张素-醛固酮系统（RAAS）：BP↓、循环血量↓、交感神经兴奋，牵张感受器＋，致密斑感受器＋→肾素↑→使血管紧张素原水解为血管紧张素Ⅰ→血管紧张素Ⅱ、Ⅲ→ADS↑→肾小管对 Na^+、水的重吸收↑→尿量↓、循环血量恢复 ② 血浆中[K^+]、[Na^+]的浓度：血[K^+]↑、[Na^+]↓→ADS↑→血[K^+]↓、[Na^+]↑→恢复正常

尿崩症：下丘脑—神经垂体病变→ADH 生成减少→垂体性尿崩（＞10 L/d）；远曲小管、集合管对 ADH

不敏感→肾性尿崩。

8.27　清除率的概念及计算方法　指肾脏在单位时间(一般指每分钟)内能将多少毫升血浆中所含的某物质完全清除出去,这个被完全清除了某种物质的血浆毫升数就称为该物质的血浆清除率(C)(mL/min)。$C=U\times V/P$。U(尿中某物质的浓度 mg/100 mL),V(每分钟尿量 mL/min),P(血浆中某物质的浓度 mg/100 mL)。清除率能反映肾对不同物质的排泄能力,是一个较好的肾功能测定方法。

8.28　测定清除率的理论意义　测定清除率不仅可以了解肾的功能,还可能测定肾小球滤过率、肾血流量和推测肾小管转运功能。肾小球滤过率可通过测定菊粉清除率和内生肌酐清除率等方法来测定;碘锐特或对氨基马尿酸清除率测定肾血浆流量。

8.29　排尿反射　排尿反射初级中枢:脊髓骶段。

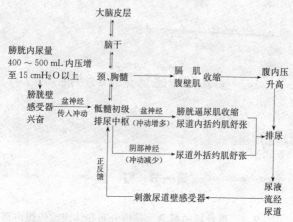

临床联系：尿频→炎症或机械刺激；尿潴留→初级中枢受损或反射弧其他部分损害。

尿失禁→初级中枢与高级中枢联系中断。

（湖南中医药大学　黄小平）

第九章 ◦ 感觉器官的功能

第一节 概 述

9.1 感受器的概念 是指分布在体表或组织内部的专门感受机体内外环境变化的结构和装置。

9.2 感受器的分类

(1) 按分布部位分类：① 内感受器：内脏（包括嗅黏膜和味蕾）和心血管压力、化学、温度、渗透压。② 外感受器：皮肤、黏膜、视器、听器、触、压、痛、温度、光、声。③ 本体感受器：肌肉、肌腱、关节、韧带、运动、位置、平衡。

(2) 按刺激性质分类：机械、化学、温度、光和声感受器等。

9.3 感受器的一般生理特性 包括感受器的适宜刺激、感受器的换能作用、感受器的编码作用和感受器的适宜现象。

<hr />

第二节　视觉器官

9.4　眼的适宜刺激　可见光(波长 370～740 nm)的电磁波。

可见光→眼的折光系统——折射成像——→视网膜的感光系统——换能作用——→感受器电位→视神经动作电位→视觉中枢→视觉

9.5　折光系统　角膜、房水、晶状体和玻璃体。

9.6　眼的调节　当看 6 m 以外的物体时,远物发出的光线(≈平行光线)入眼后,折射聚焦、成像在视网膜上,看清远物。但当看 6 m 以内的近物时,近物发出的光线(是辐射状)入眼后,折射聚焦、应成像在视网膜之后,视物模糊不清。实际上,正常人眼看近物时,眼折光系统的折光能力能随物体的移近而相应的改变,使物像仍落在视网膜上,看清近物。

9.7　晶状体的调节　物像落在视网膜后(经过皮层-中脑束)→视物模糊→中脑正中核→动眼神经副交感核(睫状神经)→睫状肌收缩(睫状肌持续高度紧张→

睫状肌痉挛→近视;弹性↓→老花眼)→悬韧带松弛→
晶状体前后凸→折光能力↑→物像落在视网膜上。

9.8 近点的概念 是指能看清物体的最近的距离。近点越近,说明晶状体的弹性越好。

9.9 不同年龄的调节能力(表9-1)

表9-1 不同年龄眼的调节能力

年龄(岁)	调节力(D)	近点(cm)
10	11.3	8.8
20	9.6	10.4
30	7.8	12.8
40	5.4	18.5
50	1.9	52.6
60	1.2	83.3
70	1.0	100.0

9.10 瞳孔的调节(表9-2) 正常人的瞳孔直径变动在 1.5~8.0 mm 之间。

表9-2 瞳孔调节的类型及意义

瞳孔的调节	概　念	意　义
瞳孔近反射	当视近物时,除发生晶状体的调节外,还反射性地引起双侧瞳孔缩小	瞳孔缩小后,可减少折光系统的球面像差和色像差,使视网膜成像更为清晰

（续表）

瞳孔的调节	概　念	意　义
瞳孔对光反射	瞳孔的大小随光照强度而变化，强光下瞳孔缩小，弱光下瞳孔扩大，称为瞳孔对光反射	具有双侧效应（互感性对光反射），即不仅光照侧瞳孔缩小，而且对侧瞳孔也缩小。调节光入瞳量；减少球面像差和色像差；协助诊断

9.11　**双眼球会聚及意义**　当双眼凝视一个向前移动的物体时，两眼球同时向鼻侧会聚的现象称为眼球会聚。使物像分别落在两眼视网膜的对称点上，使视觉更加清晰和防复视的产生。

▲9.12　**眼的折光异常（表 9 - 3）**　若眼的折光能力异常或眼球的形态异常，平行光线不能在视网膜上清晰成像，称为屈光不正（非正视眼）。

表 9 - 3　眼的折光异常及其矫正方法

屈光不正	概　念	特　点	矫　正
近视眼	多数由于眼球的前后径过长或角膜和晶状体曲率半径过小，折光能力过强。故远处物体的平行光线被聚焦在视网膜的前方，以致视远物模糊不清；而近处物体发出至眼的辐射光线，眼不需调节或作较小的调节，就能使光线聚焦在视网膜上而看清近物	近视眼的远点比正视眼的近，远视力差，近视力正常	配戴适宜凹透镜

屈光不正	概　念	特　点	矫　正
远视眼	多数由于眼球的前后径过短或角膜与晶状体曲率半径过大,折光能力过弱。故视远物时,动用眼的调节才能使光线聚焦在视网膜上;而近处物体发出至眼的辐射光线,眼需作更大的调节才能看清近物	远视眼无论看近物还是远物都需要进行调节,近点大于正视眼	配戴适宜凸透镜
散　光	角膜或晶状体(常发生在角膜)的表面不呈正球面,曲率半径不同,入眼的光线在各个点不能同时聚焦于一个平面上,造成在视网膜上的物像不清晰或变形,从而视物不清或视物变形		配戴适当柱面镜

　　9.13　视网膜的两种感光细胞　视杆细胞对弱光敏感;视锥细胞对强光和颜色敏感。

　　9.14　色盲的概念、原因及分类　指对某一种或几种颜色缺乏分辨能力。色盲绝大多数是遗传性的(可能因为缺乏对相应颜色敏感的视锥细胞所致),极少数是因视网膜病变引起的。色盲分红色盲、绿色盲、蓝色盲和全色盲(通常将红—绿色盲认为全色盲,因视紫红质也可分辨蓝色)。

9.15　色弱的概念、原因　指对某些颜色的分辨能力比正常人稍差。色弱的产生并不是由于缺乏某种视锥细胞，而是由于某种视锥细胞的反应能力较正常人为弱，多为后天因素引起。

9.16　暗适应的概念及机制　指从明处到暗处，最初看不清而后逐渐恢复暗视觉的过程（25～30 min）。是视紫红质的含量在暗处恢复的过程。

9.17　明适应的概念及机制　从暗处到明处，最初看不清（耀眼的光感），之后片刻恢复明视觉的过程（约1 min）。是视紫红质分解的过程。视紫红质在暗处大量蓄积，对光的敏感度强，到明亮处被迅速大量分解，产生和传入大量视觉冲动，从而出现耀眼的光感。

9.18　视野的概念及范围　指单眼固定不动注视前方一点时，该眼所看到的空间范围。上眼眶和鼻梁遮挡的缘故，单眼视野的下方＞上方；颞侧＞鼻侧。3 种视锥细胞在视网膜中的分布不匀，色视野：白色＞黄蓝＞红色＞绿色。

第三节　听觉器官

9.19　外耳的功能　① 耳郭：利于集音；判断声源，依据声波到达两耳的强弱和时间差判断声源。

② 外耳道：传音的通路；增加声强，与 4 倍于外耳道长的声波长（正常语言交流的波长）发生共振，从而增加声强。

9.20 中耳的结构和功能（表 9-4）

表 9-4 中耳的结构和功能

中 耳	结 构	功 能
鼓膜	具有一定紧张度、动作灵敏、斗笠状的半透明膜，面积约 $50 \sim 90 \ mm^2$，对声波的频率响应较好，失真度较小	能如实地把声波振动传递给听小骨
听小骨	由锤骨—砧骨—镫骨依次连接成呈弯曲杠杆状的听骨链。这一杠杆系统的长臂为锤骨柄，短臂为砧骨长突，支点恰好在整个听骨链的重心上。长臂长度：短臂长度＝1.3：1	增强振压（1.3 倍），减小振幅（约 1/4），防止卵圆窗膜因振幅过大造成损伤
咽鼓管	是连接鼓室和鼻咽部之间的通道	调节鼓室与大气的压力平衡
鼓膜—听骨链—卵圆窗	鼓膜有效振动面积与卵圆窗面积之比为：$55 \ mm^2$：$3.2 \ mm^2 = 17 ：1$；鼓膜的传递将使声压增强 17 倍；经听骨链的传递使声压增强 1.3 倍	构成传音的有效途径，具有中耳传音增压效应（$17 \times 1.3 \approx 22$ 倍）

▲9.21 声波传入内耳的途径

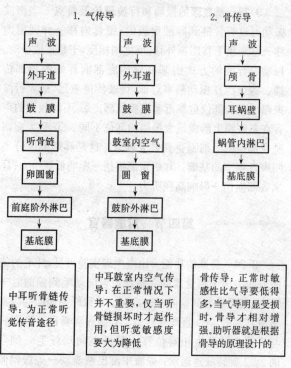

1. 气传导

声 波	声 波
↓	↓
外耳道	外耳道
↓	↓
鼓 膜	鼓 膜
↓	↓
听骨链	鼓室内空气
↓	↓
卵圆窗	圆 窗
↓	↓
前庭阶外淋巴	鼓阶外淋巴
↓	↓
基底膜	基底膜

2. 骨传导

声 波
↓
颅 骨
↓
耳蜗壁
↓
蜗管内淋巴
↓
基底膜

中耳听骨链传导：为正常听觉传音途径

中耳鼓室内空气传导：在正常情况下并不重要，仅当听骨链损坏时才起作用，但听觉敏感度要大为降低

骨传导：正常时敏感性比气导要低得多，当气导明显受损时，骨导才相对增强。助听器就是根据骨导的原理设计的

9.22　内耳耳蜗的结构　内耳耳蜗形似蜗牛壳，蜗管腔被前庭膜和基底膜分隔为三个腔：前庭阶、蜗管和

鼓阶。

9.23 基底膜的振动和行波理论及特点 当声波振动通过听骨链到卵圆窗膜时,镫骨内移→卵圆窗内移→基底膜下移圆窗外移,反之则相反,于是形成振动。振动以行波的方式由基底膜的底部向耳蜗的顶部传播。特点:① 振动频率愈低,行波传播愈远,最大行波振幅出现的部位愈靠近基底膜顶部。② 不同频率的声音在基底膜上形成最大振幅的部位不同。③ 最大振幅所在部位的毛细胞受到最大刺激。这是耳蜗能区分不同声音频率的基础。耳蜗顶部损伤→影响低频听力;耳蜗底部损伤→影响高频听力。

===== **第四节　前庭器官** =====

9.24 前庭的功能 由电生理实验可见,纤毛的偏曲方向决定于感受器的兴奋性。当向动毛侧偏曲时→兴奋,当向静毛侧偏曲时→抑制。导致纤毛偏曲的因素是适宜刺激。① 直线变速运动:椭圆囊囊斑上耳石膜与纤毛之间发生相对位移→静纤毛向动纤毛一侧弯曲。② 旋转变速运动:壶腹中淋巴液流动→壶腹帽倾倒→壶腹帽与纤毛之间发生相对位移→纤毛偏曲。

9.25 半规管的功能 ① 感受角加(减)速运动刺

激,产生旋转感觉。② 调整躯体肌的紧张性,引起姿势调节反应,对抗刺激动因,维持身体平衡。③ 过强、过久的刺激可引起一系列自主神经性反应(运动病)。④ 特殊的反应——眼球震颤:快动相方向与旋转方向一致。

9.26 前庭反应和眼震颤 刺激→前庭器官→前庭核(运动觉、位置觉、姿势反射、植物性 N 反应、眼震颤),眼震颤:躯体旋转引起的眼球往返运动。

第五节 其他感受器

9.27 嗅上皮含有 3 种细胞 嗅细胞、支持细胞和基底细胞。嗅上皮能够感受嗅觉刺激,并能转换成神经冲动,经嗅神经传至大脑皮层产生嗅觉。

9.28 味觉细胞 特殊分化的味觉感受细胞,味觉细胞顶端有纤毛,称为味毛,由味蕾表面的孔伸出,是味觉感受的关键部位。

(宁夏医科大学 张义伟)

第十章 ◉ 神经系统的功能

第一节　神经系统的基本结构与功能

10.1　神经元的概念　神经细胞又称神经元,是神经系统结构和功能的基本单位。

10.2　神经元的主要结构和功能(表10-1)

表10-1　神经元的主要构造及其功能

结　　构	功　　能
细胞体、树突	受体部位
神经元信息传递始段	产生动作电位的部位
轴突	传导神经冲动的部位
神经末梢	释放神经递质的部位

10.3　**神经纤维的分类**　① 根据电生理学特征分类：分为 A、B、C 三类。② 根据纤维的直径和来源分类：将传入纤维分为Ⅰ、Ⅱ、Ⅲ、Ⅳ四类。

▲10.4　**神经纤维传导兴奋的特征**　具有生理完整性、绝缘性、双向传导性和相对不疲劳性。

10.5　**神经纤维的传导速度**　传导速度与神经纤维的直径、有无髓鞘和温度有着密切关系。一般直径较粗、有髓鞘的神经纤维传导速度较快，反之传导速度慢，在一定范围内，传导速度与温度成正比。

10.6　**神经纤维的轴浆运输**　借助轴浆（神经元轴突内的胞质）流动在胞体与轴突末梢之间运输物质的现象称为轴浆运输。轴浆运输一般分为 2 类：顺向轴浆运输和逆向轴浆运输。

10.7　**神经的营养性作用的概念**　神经末梢经常释放某些营养性因子，持续地调节所支配组织细胞的代谢活动，促进糖原与蛋白质合成，称为神经的营养性作用。

10.8　**神经胶质细胞**　胶质细胞主要有星形胶质细胞、少突胶质细胞和小胶质细胞三类，数量为神经元的 10～50 倍。其作用有支持、绝缘和屏障作用，修复和再生作用，物质代谢和营养作用，维持神经元正常电活动，参与神经递质及生物活性物质的代谢。

第二节 神经元间的信息传递

10.9 突触的概念、结构及分类(表10-2) 突触是神经元与神经元之间、神经元与效应器之间发生功能接触的部位,是传递信息的重要结构。突触由突触前膜、突触间隙和突触后膜构成,突触前膜内侧有大量线粒体和囊泡,突触后膜上有递质作用的受体。

表 10-2 突触的分类依据及类型

分 类 依 据	具 体 分 类
根据相互接触部位	① 轴—树突触 ② 轴—体突触 ③ 轴—轴突触 ④ 树—树突触 ⑤ 体—体突触
根据传递过程	① 电突触 ② 化学性突触
根据对后继神经元效应	① 兴奋性突触 ② 抑制性突触

▲10.10 经典化学突触传递过程

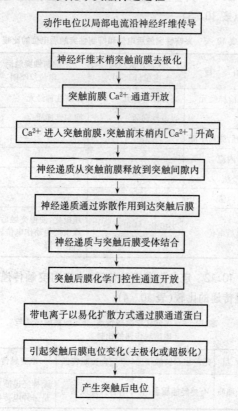

动作电位以局部电流沿神经纤维传导

神经纤维末梢突触前膜去极化

突触前膜 Ca^{2+} 通道开放

Ca^{2+} 进入突触前膜，突触前末梢内 $[Ca^{2+}]$ 升高

神经递质从突触前膜释放到突触间隙内

神经递质通过弥散作用到达突触后膜

神经递质与突触后膜受体结合

突触后膜化学门控性通道开放

带电离子以易化扩散方式通过膜通道蛋白

引起突触后膜电位变化(去极化或超极化)

产生突触后电位

▲10.11 兴奋性突触后电位和抑制性突触后电位的比较(表10-3)

表10-3 兴奋性突触后电位和抑制性突触后电位的比较

项　目	兴奋性突触后电位(EPSP)	抑制性突触后电位(IPSP)
突触前神经元	兴奋性神经元	抑制性神经元
递质	兴奋性递质	抑制性递质
突触后膜离子流		
Na^+内流	+++	
K^+外流	+	+
Cl^-内流	+	++
突出后电位	去极化,使得突触后神经元容易产生兴奋	超极化,使得突触后神经难于产生动作电位,即兴奋性下降

10.12 定向化学突触传递、非定向突触传递与电突触传递的比较(表10-4)

表10-4 定向化学突触传递、非定向突触传递与
电突触传递的比较

项　目	定向化学突触传递	非定向突触传递	电突触传递
神经递质	有神经递质参与	有神经递质参与	无神经递质参与,是一种电传导

项　目	定向化学突触传递	非定向突触传递	电突触传递
结构基础	由突触前膜、突触后膜、突触间隙三部分组成	为曲张体，无突触前膜和突触后膜	为缝隙连接，连接部位不增厚、胞浆内无突触小泡
间隙距离	突触间隙 20～40 nm	曲张体与突触后成分之间的距离>20 nm	突触间隙处两神经元之间的膜间距为 2～4 nm
传递方向	单向传递	单向传递	双向传递
传递速度	慢，有突触延搁 20～40 ms	慢，递质传导时间>1 s	快，几乎没有潜伏期
功　能	根据不同的突触类型而定	使一个神经元能支配许多效应器	促进神经元同步化活动

10.13　神经递质的概念及分类（表 10-5）　神经递质是指由突触前神经元合成并在末梢处释放，能特异性作用于突触后神经元或效应细胞的受体，并使突触后神经元或效应细胞产生一定效应的信息传递物质。

表 10-5　神经递质的分布及分类

分　布	递　质
外周神经系统	包括 ACh、去甲肾上腺素、嘌呤类（腺苷、ATP）和肽类（VIP、促胃液素、生长抑素）
中枢神经递质	包括 ACh、单胺类（去甲肾上腺素、肾上腺素、多巴胺、5-羟色胺）、氨基酸类（谷氨酸、门冬氨酸、甘氨酸、γ-氨基丁酸）和肽类（下丘脑调节肽、生长抑素、抗利尿激素、催产素）

10.14 肾上腺素能和胆碱能受体的分布及生理功能(表10-6)

表10-6 肾上腺素能和胆碱能受体的分布及生理效应

效应器		肾上腺素能受体	效 应	胆碱能受体	效 应
循环器官	窦房结	β_1	心率加快	M	心率减慢
	房室传导系统	β_1	传导加快	M	传导减慢
	心肌	β_1	收缩加强	M	收缩减弱
	脑血管	α_1	轻度收缩		
	冠状血管	α_1	收缩		
		β_2	舒张(为主)		
	皮肤黏膜血管	α_1	收缩		
	胃肠道血管	α_1	收缩(为主)		
		β_2	舒张		
	骨骼肌血管	α_1	收缩		
		β_2	舒张(为主)	M	舒张
呼吸器官	支气管平滑肌	β_2	舒张	M	收缩
	支气管腺体			M	分泌增多
消化器官	胃平滑肌	β_2	舒张	M	收缩
	小肠平滑肌	α_2	舒张	M	收缩
	括约肌	α_1	收缩	M	舒张
	唾液腺	α_1	分泌	M	促进分泌
	胃腺	α_2	抑制分泌	M	分泌增多
泌尿生殖器官	膀胱逼尿肌	β_2	舒张	M	收缩
	内括约肌	α_1	收缩	M	舒张
	妊娠子宫	α_1	收缩		
	未孕子宫	β_2	舒张		

	效应器	肾上腺素能受体	效 应	胆碱能受体	效 应
眼	瞳孔开大肌	α_1	收缩瞳孔开大		
	瞳孔括约肌			M	收缩瞳孔缩小
皮肤	竖毛肌	α_1	收缩（竖毛）		
	汗腺			M	分泌
代谢	胰岛	α_1 β_2	抑制分泌 促进分泌	M	促进分泌
	糖酵解代谢	β_2	增加		
	脂肪分解代谢	β_2	增加		

第三节　神经中枢活动的一般规律

10.15　**反射中枢**　中枢神经系统内调节某一特定生理功能的神经元群，即反射中枢。

▲10.16　**中枢神经元的联系方式及作用意义**（表10-7）

表10-7　中枢神经元的联系方式及意义

联系方式	主要的神经元	生 理 意 义
单线式	传入神经元	是点对点感觉投射到大脑皮层及时间总和的结构基础

联系方式	主要的神经元	生　理　意　义
辐散式	传入神经元	使兴奋或抑制扩散开来
聚合式	传出神经元	使信息得到总和或整合
链锁式	中间神经元	在空间上加强了作用范围
环式	中间神经元	在时间上能影响作用的持久性,是后放(正反馈)和及时终止(负反馈)的基础

▲10.17　中枢兴奋传递与神经纤维传导比较(表10-8)

表10-8　中枢兴奋传递与神经纤维传导比较

项　目	中枢兴奋传递	神经纤维传导
方向	单向传递	可双向传导
速度	慢	快
变化的特征	突触前膜释放递质,使后膜产生局部电位,进而引起动作电位	以动作电位的形式传导符合"全或无"定律
可总和性	可以总和	不能总和
易疲劳与否	易疲劳	不易疲劳
兴奋节律	兴奋节律易改变	兴奋节律不改变

▲10.18　中枢抑制的类型及意义(表10-9)

表10-9　中枢抑制的类型及其生理意义

分　类		主要发生部位	被抑制神经元	生理意义
突触后抑制	传入侧支性抑制	感觉传入神经元	非同类神经元	交互抑制,使不同中枢之间的活动相协调
	回返性抑制	传出神经元	同类神经元或该神经元本身	负反馈,使神经元活动及时终止,使同一中枢内各神经元同步活动
突触前抑制		感觉传入神经元	非同类神经元或同类神经元	限制其他感觉传入,调节感觉传入活动

10.19　突触前抑制与突触后抑制比较(表10-10)

表10-10　突触前抑制与突触后抑制比较

项　目	突触前抑制	突触后抑制
性质	属于去极化抑制	属于超极化抑制
突触前神经元	兴奋性神经元	抑制性神经元
突触联结方式	轴—轴式突触	轴—体式或轴—树式突触

项　目	突触前抑制	突触后抑制
递质释放	兴奋性递质释放减少	释放抑制性递质
突触后膜电位变化	突触后膜仍为去极化,但EPSP减小	产生 IPSP
影响范围	仅对某种传入神经末梢产生抑制	突触后神经元胞体的所有兴奋性冲动均可受抑制

第四节　神经系统的感觉功能

10.20　**脊髓感觉传导功能**　① 浅感觉(痛觉、温度觉、粗略触-压觉)感受器→传入纤维→脊髓后角神经元→上行1~2脊髓节→交叉到对侧→脊髓丘脑前束、脊髓丘脑侧束→丘脑→中央后回感觉代表区。② 深感觉(本体感觉、压觉和精细触觉)感受器→传入纤维→脊髓后索上行→延髓薄束核和楔束核换元→交叉到对侧→内侧丘系→丘脑→中央后回感觉代表区。浅感觉传导路特点是先交叉后上行,深感觉传导路特点是先上行后交叉。

10.21 浅感觉传导与深感觉传导的比较(表 10-11)

表 10-11 浅感觉传导与深感觉传导的比较

比较内容	浅 感 觉 传 导	深 感 觉 传 导
传导感觉类型	皮肤、黏膜的痛、温觉和轻触觉	肌肉本体感觉、深部压觉和辨别觉
传导纤维交叉部位	脊髓后角	延髓薄束核和楔束核
脊髓半离断表现	对侧浅感觉障碍	同侧深感觉和辨别觉障碍
脊髓空洞症(仅损害中央管前交叉通路时)	相应节段双侧痛、温觉障碍、轻触觉基本不受影响	同侧深压觉和肌肉本体感觉障碍,辨别觉不受影响

▲10.22 特异性投射系统与非特异性投射系统的概念及区别(表 10-12) 丘脑特异感觉接替核及其投射至大脑皮层的神经通路称为特异投射系统。丘脑非特异投射核及其投射至大脑皮层的神经通路称为非特异投射系统。

表 10-12　特异性投射系统与非特异性投射系统的比较

项目	特异性投射系统	非特异性投射系统
组成	① 传入丘脑前沿特定途径 ② 经丘脑第一、第二类细胞群 ③ 丘脑—皮层的点对点投射纤维	① 传入丘脑前经脑干网状结构多次换 N 元 ② 经丘脑第三类细胞群 ③ 丘脑—皮层的弥散投射纤维 ④ 网状结构内有上行激动系统
功能	① 引起特定的感觉 ② 激发皮层发出神经冲动	① 不引起特定的感觉 ② 维持和改变大脑皮层的兴奋状态（上行激醒作用）
特点	① 3 次更换 N 元 ② 投射区窄小（点对点关系） ③ 功能依赖于非特异性投射系统的上行激醒作用	① 多次更换 N 元 ② 投射区广泛（点对点关系） ③ 易受药物影响（巴比妥类催眠药物的作用原理）

▲10.23　**大脑皮层的主要感觉代表区**　第一感觉区位于中央后回，产生的感觉定位明确而清晰，投射规律为：① 交叉投射，即左侧躯体的感觉投射在右侧皮层，右侧躯体的感觉投射在左侧皮层，但头面部感觉的投射是双侧的。② 呈倒置安排，即下肢的感觉区在皮层的顶部，上肢感觉区在中间，头面部感觉区在底部，但头面部的内部安排仍是正立的。③ 投射区域大小与感觉分辨精细程度有关，分辨愈精细的部位，代表区愈大。

10.24　**痛觉的概念及分类**　痛觉是机体受到伤害性刺激时引起的不愉快感觉和情感性体验,常伴有自主神经系统反应。痛觉可成为机体遭遇危险的警报信号,起着保护机体免受进一步伤害的作用。痛觉分为躯体痛和内脏痛,躯体痛又分为体表痛和深部痛。发生在体表某处的疼痛称为体表痛。当体表皮肤受到伤害性刺激时,可先后出现快痛和慢痛。

▲10.25　**快痛和慢痛的区别**(表 10－13)

表 10－13　快痛和慢痛的比较

项　目	快　痛	慢　痛
时　相	受刺激时迅速发生,刺激结束后立即消失	发生较慢,0.5～1 s,持续几秒钟
性　质	尖锐而定位清楚的"刺痛"	定位不明确的"烧灼痛",疼痛强烈
传入纤维	A_δ 类纤维	C 类纤维
投射部位	第一、第二感觉区	扣带回

▲10.26　**皮肤痛和内脏痛的比较**(表 10－14)

表 10－14　皮肤痛和内脏痛的比较

项　目	皮　肤　痛	内　脏　痛
刺激	对切割、烧灼敏感	对切割、烧灼不敏感,对机械牵拉、缺血、痉挛和炎症敏感

项　目	皮　肤　痛	内　脏　痛
疼痛特点	① 产生和消失迅速 ② 定位明确、分辨能力强 ③ 慢痛情绪反应明显 ④ 无牵涉痛 ⑤ 能产生初级痛觉过敏和次级痛觉过敏	① 产生缓慢、持续久 ② 定位不清、分辨能力差 ③ 情绪反应明显 ④ 有牵涉痛 ⑤ 能产生初级痛觉过敏和次级痛觉过敏
传导纤维	躯体传入纤维（快痛 A_δ，慢痛 C）	自主 N 传入纤维

▲10.27　牵涉痛的概念及常见内脏疾病的牵涉部位（表 10-15）　牵涉痛是指由某些内脏疾病引起的远隔体表部位发生疼痛或痛觉过敏的现象。

表 10-15　常见内脏疾病的牵涉部位

患病器官	心	胃、胰	肝、胆	肾输尿管	肠、阑尾
体表疼痛部位	心前区、左臂尺侧、左肩	左上腹、肩胛间	右肩胛、右上腹	腹股沟区、腰部	上腹部、脐部

第五节　神经系统对躯体运动的调节

▲10.28　运动单位　脊髓是躯体运动调节中最基本

的反射中枢,脊髓前角存在 α 和 γ 运动神经元。由一个 α 运动神经元及其所支配的全部肌纤维组成的功能单位,称为运动单位。

▲10.29 **脊休克与去大脑僵直的概念及两者的比较(表 10 - 16)** 当脊髓与高位中枢突然离断后,断面以下的脊髓会暂时丧失反射活动能力而进入无反应的状态,这种现象称为脊休克。在麻醉动物,于中脑上、下丘之间切断脑干后,动物出现抗重力肌(伸肌)的肌紧张亢进,表现为四肢伸直,坚硬如柱,头尾昂起,脊柱挺硬,这一现象称为去大脑僵直。

表 10 - 16　脊休克与去大脑僵直的比较

项　目	脊　休　克	去 大 脑 僵 直
损伤部位	脊髓	中脑
表　现	断面以下脊髓所支配的骨骼肌紧张性降低甚至消失,外周血管扩张,发汗反射消失,大小便潴留	动物出现四肢伸直、头尾昂起、脊柱挺直等伸肌过度紧张的现象
产生机制	脊髓失去了高位中枢的调节,不是由损伤的直接刺激所引起	切断了大脑皮层、纹状体等部位与脑干网状结构抑制区的联系,使抑制区的作用减弱,脑干网状结构易化区作用相对占优势,伸肌紧张加强而造成僵直
恢　复	与动物进化程度及反射的简单与复杂有关	预后不良

▲10.30　**牵张反射的概念及分类**　骨骼肌受外力牵拉时引起受牵拉的同一肌肉收缩的反射活动称为牵张反射。牵张反射包括腱反射和肌紧张两种类型（表10-17）。腱反射是指快速牵拉肌腱时发生的牵张反射，例如膝反射。肌紧张是指缓慢持续牵拉肌腱时发生的牵张反射，即维持肌肉的紧张性收缩状态，阻止被拉长。

表 10-17　▲腱反射与肌紧张的比较

项　目	腱　反　射	肌　紧　张
性质	位相性牵张反射	紧张性牵张反射
刺激	快速短暂的牵拉	缓慢持续的牵拉
传入神经纤维	Ⅰ类	Ⅰ类和Ⅱ类
效应器	快肌纤维收缩	慢肌纤维收缩
收缩特点	同步性快速收缩	持续的交替性收缩，但不疲劳
反射弧特点	单突触反射	多突触反射
生理意义	辅助诊断疾病	维持姿势

10.31　**α僵直与γ僵直的概念**　从牵张反射的产生机制，可将去大脑僵直分为α僵直和γ僵直。前者是由于高位中枢的下行性作用，直接或间接通过脊髓中间神经元提高α运动神经元的活动而出现的僵直；而后

者是高位中枢的下行性作用,首先提高 γ 运动神经元的活动,使肌梭的传入冲动增多,转而增强 α 运动神经元的活动而出现的僵直。

▲10.32 小脑的结构与功能(表10-18)

表10-18 小脑的结构及其生理意义

项　目	前庭小脑	脊髓小脑	皮层小脑
分　布	绒球小结叶	前叶	后叶外侧部
功　能	维持身体平衡	调节肌紧张,协调随意运动	参与运动程序编制
损伤后症状	站立不稳	肌张力减退或增强,意向性震颤共济失调	丧失精巧运动的能力

10.33 基底神经节受损的症状(表10-19)

表10-19 基底神经节受损后的表现

项　目	运动过少而肌紧张过强综合征	运动过多肌紧张不全综合征
症例	震颤麻痹(帕金森病)	舞蹈病与手足徐动症
临床表现	① 肌紧张↑ ② 随意运动↓ ③ 常有静止性震颤	① 肌紧张↓ ② 随意运动↑
主要病变部位	黑质	新纹状体

项 目	运动过少而肌紧张过强综合征	运动过多肌紧张不全综合征
发病机制	黑质上行抵达纹状体的多巴胺递质系统功能受损,导致纹状体内乙酰胆碱递质系统功能亢进	纹状体中胆碱能和 γ-氨基丁酸能神经元下行抵达黑质反馈控制多巴胺的功能受损,黑质多巴胺能神经元活动相对亢进

▲10.34 **大脑皮层的运动区功能特征** 主要运动区包括中央前回和运动前区,是控制躯体运动最重要的区域,功能特点有:① 交叉支配,即一侧皮层运动区支配对侧躯体的骨骼肌,但在头面部,除面神经支配的眼裂以下表情肌和舌下神经支配的舌肌主要受对侧支配外,其余的运动均为双侧性支配。② 代表区的大小与运动的精细和复杂程度有关,运动愈精细愈复杂的肌肉,其代表区面积愈大。③ 运动区定位从上到下的安排是倒置的,即下肢的代表区在皮层顶部,膝关节以下肌肉的代表区在半球内侧面;上肢肌肉的代表区在中间部;而头面部肌肉的代表区在底部,但头面部代表区的内部安排是正立的。

10.35　上、下运动神经元麻痹的比较(表10-20)

表10-20　上、下运动神经元麻痹的比较

项　　目	上运动神经元麻痹	下运动神经元麻痹
别称	硬瘫、痉挛性瘫、中枢瘫	软瘫、萎缩性瘫、周围瘫
损伤部位	皮层运动区、锥体系或锥体外系	脊髓前角运动神经元或运动神经
肌紧张	张力过强、痉挛	张力减退、松弛
病理反射	巴宾斯基征阳性	巴宾斯基征阴性
腱反射	亢进	减弱或消失
肌萎缩	不明显	明显
麻痹范围	广泛	局限
浅反射	减弱或消失	减弱或消失

第六节　神经系统对内脏活动的调节

▲10.36　自主神经的功能特点　① 受双重神经支配。② 功能相互拮抗：交感神经和副交感神经对同一器官的作用往往相互拮抗。③ 受效应器功能状态的影响。④ 受整体功能影响。

10.37 交感神经和副交感神经的比较 (表10-21)

表 10-21 交感神经和副交感神经的生物学比较

项目	交 感 神 经	副 交 感 神 经
起源	起自脊髓 $T_1 \sim L_3$ 灰质侧角	脑干脑神经核、脊髓骶 $S_2 \sim S_4$ 灰质相当于侧角处
分布	分布广泛,几乎分布所有内脏器官	分布局限,有些器官如肾脏、肾上腺髓质、汗腺、立毛肌等无副交感支配
效应	兴奋时产生的效应较广泛	兴奋时产生的效应较局限
特点	节前纤维短,节后纤维长,交感神经节离效应器较远	节前纤维长、节后纤维短,副交感神经节离效应器较近(或在效应器内)

▲10.38 自主神经的主要功能 (表10-22)

表 10-22 交感神经、副交感神经的分布及其主要功能比较

器官、系统	交 感 神 经	副 交 感 神 经
循环系统	使心率加快、心肌收缩力加强,使腹腔内脏、皮肤、唾液腺、外生殖器的血管收缩,骨骼肌血管收缩(肾上腺素能受体)或舒张(胆碱能受体)	使心率减慢,心房收缩减弱,少数器官(如外生殖器)血管舒张
呼吸系统	支气管平滑肌舒张	使支气管平滑肌收缩和使呼吸道黏膜腺体分泌

器官、系统	交 感 神 经	副 交 感 神 经
消化系统	抑制胃肠运动，促进括约肌收缩，使唾液腺分泌黏稠的唾液	促进胃肠运动、胆囊收缩，促进括约肌舒张，唾液腺分泌稀薄唾液，使胃液、胰液、胆汁分泌增加
泌尿生殖系统	使逼尿肌舒张、尿道内括约肌收缩，使有孕子宫平滑肌收缩、无孕子宫平滑肌舒张	使逼尿肌收缩，尿道内括约肌舒张
眼	使瞳孔开大肌收缩，瞳孔开大	使瞳孔括约肌收缩，瞳孔缩小使睫状肌收缩，泪腺分泌
皮肤	使汗腺分泌、竖毛肌收缩	
内分泌和代谢	使肾上腺髓质分泌激素，肝糖原分解	胰岛素分泌

▲10.39 **下丘脑的主要功能** ① 摄食行为调节：下丘脑外侧区存在摄食中枢，腹内侧核存在饱食中枢。② 水平衡调节：下丘脑通过控制抗利尿激素的分泌调节机体的水平衡。③ 体温调节：体温调节中枢在下丘脑前部视前区。④ 对情绪生理反应的影响：下丘脑中存在控制情绪反应的结构，人类下丘脑的疾病往往伴随不正常的情绪反应。⑤ 对腺垂体激素分泌的调节：下丘脑内有些神经元能分泌调节腺垂体激素分泌的肽

类物质,通过垂体—门脉系统到达腺垂体,控制腺垂体分泌。⑥ 对生物节律的控制:人体许多生理功能都有日周期节律,如体温、睡眠的 24 小时节律等,控制这些生物节律的中心在下丘脑。

10.40 内脏活动的中枢及其功能(表 10-23)

表 10-23 内脏活动的各级中枢及其功能

中枢部位	功　　能
脊　髓	为心血管运动,排尿、排便、发汗、勃起等反射的初级中枢,但其功能受高位中枢调控。在没有高位中枢调控时,远不能适应正常机体功能的需要
脑　干	① 延髓存在心血管运动、呼吸运动等的基本中枢 ② 中脑是瞳孔对光反射的基本中枢
下丘脑	是调节机体内脏活动的较高级中枢,而且把内脏活动与机体其他生理过程相联系起来,与躯体运动及情绪活动密切相关
大脑皮层	边缘系统是与内脏活动密切相关的皮层结构,是各种内脏的较重要中枢,并与情绪、食欲、性欲、生殖、防御、记忆等活动有关

第七节　脑的高级功能

10.41 脑电图的概念及基本波形 临床上使用脑电图仪在头皮表面记录到的自发脑电活动称为脑电图

（表 10 - 24）。

表 10 - 24 正常人脑电图的几种基本波形

脑电波	频率(Hz)	波幅(μV)	常见部位	出 现 条 件
α波	8～13	20～100	枕叶	成人安静、闭眼、清醒时
β波	14～30	5～20	额叶、顶叶	成人活动时
θ波	4～7	100～150	颞叶、顶叶	少年正常脑电,或成人困倦时
δ波	0.5～3	20～200	颞叶、枕叶	婴幼儿正常脑电,或成人熟睡时

10.42 皮层诱发电位 感觉传入系统某一部位受刺激时,在皮层上某一局限区域引出的形式较为固定的电位变化,称为皮层诱发电位,其波形分为主反应、次反应和后发放。

10.43 慢波睡眠与快波睡眠的比较(表 10 - 25)

表 10 - 25 慢波睡眠与快波睡眠的比较

项　目	慢波睡眠(正相睡眠)	快波睡眠(异相睡眠)
兴奋部位	脑干中缝核	脑干中缝核尾端,蓝斑中、后部
相关递质	5 - HT	5 - HT、NE、ACh

项　目	慢波睡眠(正相睡眠)	快波睡眠(异相睡眠)
睡眠特点	① EEG 为高振幅快波 ② 感觉、呼吸、BP、心率、代谢率↓,肌紧张减退 ③ 不出现眼球快速运动 ④ 唤醒阈低,且主诉做梦者少	① EEG 为低振幅快波 ② 感觉和肌紧张,阵发性呼吸不规则和肢体抽动 ③ 出现眼球快速运动 ④ 唤醒阈高,且主诉做梦者多
生理意义	促进体力恢复,促进生长	促进精力恢复;有利于建立新的突触联系而促进记忆活动;促进幼儿神经系统发育与成熟

10.44　学习与记忆　学习是指人和动物从外界环境获取新信息的过程。学习分为非联合型学习与联合型学习。前者指刺激与机体反应之间不需要建立某种明确的联系。后者是两种不同的刺激在时间上很靠近地重复发生,最后在脑内逐渐形成刺激与机体反应之间某种确定的联系。记忆是指大脑将获取的信息进行编码、储存及提取的过程。人类的记忆过程可细分为四个连续的阶段,即感觉性记忆、第一级记忆、第二级记忆和第三级记忆。前两个阶段相当于短时性记忆,后两个阶段相当于长时性记忆。第一信号系统是人和动物所共有的,第二信号系统是人类区别于动物的主要特征。

▲10.45 条件反射与非条件反射的区别(表10-26)

表 10-26 条件反射与非条件反射的比较

项 目	非条件反射	条件反射
建立时间	先天就有,无需后天训练	在非条件反射基础上经后天训练获得
反射弧	反射弧较简单、固定、数量有限	反射弧较复杂、易变、数量无限
刺激性质	非条件刺激	条件刺激
中 枢	各级中枢均可完成	需要高级中枢参与
作 用	多为维持生命的本能活动	能更高度地精确适应内外环境的变化
特 性	物种共有	个体特有

10.46 大脑皮层的语言代表区(表10-27)

表 10-27 大脑皮层语言区的部位及损伤后的表现

语言代表区	中 枢 部 位	损伤后语言障碍
语言运动区	中央前回底部前方	运动性失语症(不会说话)
语言听觉区	颞上回后部	感觉性失语症(听不懂讲话)
语言书写区	颞中回后部	失写症(丧失写字能力)
语言视觉区	顶下叶角回附近	失读症(不懂文字含义)

(泰山医学院　李金国)

第十一章 ◉ 内分泌

▲11.1　**激素的概念**　激素是指由内分泌腺和内分泌细胞分泌的高效能生物活性物质。

第一节　概　述

11.2　**激素的分类**　激素按化学结构可分为含氮激素（包括胺类激素、肽类激素和蛋白质激素）和类固醇激素（包括性激素、肾上腺皮质激素）两大类。

11.3　**激素的传递方式**　包括远距分泌、旁分泌、自分泌和神经分泌。

▲11.4　**激素作用的特征**　① 激素作用具有特异性。② 具有高效放大作用。③ 激素间相互作用：协同、拮抗和允许作用。

11.5 激素间相互作用的比较(表11-1)

表11-1 激素间相互作用的类型比较

种 类	概 念	举 例
协同作用	互相配合	生长激素、肾上腺素、糖皮质激素及胰高血糖素均能升高血糖
拮抗作用	相互对抗	胰岛素能降低血糖,与胰高血糖素、生长激素、肾上腺素、糖皮质激素的升糖效应
允许作用	有些激素本身并不能直接对某些组织细胞产生生物效应,然而它的存在可使另一种激素的作用明显增强,即对另一种激素的效应起支持作用。	有糖皮质激素的存在,儿茶酚胺才能很好地发挥对心血管的调节作用

11.6 激素作用的机制

① 含氮激素的作用机制——第二信使学说:激素(第一信使)→膜上受体→腺苷酸环化酶→cAMP(第二信使)→蛋白激酶→生物效应。② 类固醇激素的作用机制——基因表达学说:激素进入胞浆＋胞浆受体→激素胞浆受体复合物→进入细胞核＋核受体蛋白→激素-核受体复合物与染色质上特定位点接触→启动 DNA 转录过程→mRNA 形成→新蛋白质→生理学效应。

第二节 下丘脑与垂体

11.7 下丘脑调节肽的作用(表11-2)

表11-2 下丘脑调节肽的种类及作用

种 类	缩 写	主 要 作 用
促甲状腺激素释放激素	TRH	促进 TSH 和 PRL 释放
促肾上腺皮质激素释放激素	CRH	促进 ACTH 释放
促性腺激素释放激素	GnRH	促进 LH 和 FSH 释放
生长抑素	GHRIH	抑制 GH 释放,对 LH、FSH、TSH、PRL 及 ACTH 的分泌也有抑制作用
生长素释放激素	GHRH	促进 GH 释放
催乳素释放抑制因子	PIF	抑制 PRL 释放
催乳素释放因子	PRF	促进 PRL 释放
促黑(素细胞)激素释放因子	MRF	促进 MSH 释放
促黑(素细胞)激素释放抑制因子	MIF	抑制 MSH 释放

11.8 腺垂体分泌的促激素及其作用(表11-3)

表11-3 腺垂体分泌的促激素及其作用

种 类	缩 写	主 要 作 用
促甲状腺激素	TSH	促进甲状腺细胞的增生,甲状腺分泌甲状腺激素
促肾上腺皮质激素	ACTH	促进肾上腺皮质细胞的增生,肾上腺皮质分泌糖皮质激素和性激素
促卵泡激素	FSH	刺激卵巢滤泡的发育,雌激素的分泌或促进睾丸中精子的生成发育
黄体生成素	LH	促进卵巢黄体的生成,分泌孕激素或促进睾丸间质细胞分泌雄激素

▲11.9 生长激素(GH)的作用 ① 促进生长作用:促进骨、软骨、肌肉以及其他组织细胞分裂增殖,蛋白质合成增加。幼年时缺乏生长激素患侏儒症,过多患巨人症,成年时生长激素过多患肢端肥大症。② 调节代谢:促进氨基酸进入细胞,加强 DNA 合成,刺激 RNA 形成,加速蛋白质合成;促进脂肪分解,使组织脂肪量减少;抑制外周组织对葡萄糖的利用,减少葡萄糖的消耗,升高血糖。③ 调节免疫:促进免疫细胞分化,调节其功能。

11.10 催乳素的作用 ① 对乳腺的作用:引起

和维持泌乳。雌激素、孕激素可抑制催乳素的泌乳作用，故尽管妊娠时体内催乳素水平增高，但并不泌乳，直至分娩后雌激素、孕激素水平大大降低，催乳素才发挥泌乳作用。② 对卵巢作用：提高黄体生成素受体的生成。③ 参与应激反应：催乳素、促肾上腺皮质激素、生长激素是应激反应中腺垂体分泌的三大激素。

11.11　神经垂体释放的激素及其作用　① 抗利尿激素(血管升压素)：提高远曲小管、集合管对水的通透性，发挥抗利尿作用；收缩血管。② 催产素：刺激乳腺中肌上皮细胞收缩，引起乳汁排出；促进子宫收缩。

第三节　甲状腺

11.12　甲状腺激素的种类及特点(表 11-4)

表 11-4　甲状腺激素的种类及活性

名　称	缩　写	含　量	生物活性
四碘甲腺原氨酸(甲状腺素)	T_4	多	低
三碘甲腺原氨酸	T_3	少	高

11.13　甲状腺激素的合成过程　① 甲状腺腺泡聚碘：I^- 的转运是继发性主动转运的过程。② I^- 的活

化:部位在腺泡上皮细胞顶端质膜微绒毛与腺泡腔交界处,摄入腺泡上皮的 I⁻ 在甲状腺过氧化酶的催化下,被氧化成 I_2。③ 酪氨酸碘化与甲状腺激素的合成腺泡上皮细胞可生成甲状腺球蛋白(TG),碘化过程就是发生在 TG 的酪氨酸残基上,已活化的碘在过氧化酶催化下,与 TG 分子上酪氨酸残基结合,生成一碘酪氨酸残基(MIT)和二碘酪氨酸残基(DIT),这一过程称为碘化。然后两个分子的 DIT 耦联生成四碘甲腺原氨酸(T_4),或一个分子的 MIT 与一个分子的 DIT 发生耦联形成三碘甲腺原氨酸(T_3)。

▲11.14 甲状腺激素的生理作用(表 11-5)

表 11-5 甲状腺激素的生理作用

生理作用	内容说明
促进能量与物质代谢	使绝大多数组织的耗氧量增加,基础代谢率提高;激活 DNA 转录过程,促进 mRNA 形成,加速蛋白质及各种酶的生成;促进小肠黏膜对糖的吸收,增强糖原分解,抑制糖原合成,并加强肾上腺素、胰高血糖素、皮质醇和生长激素的升高血糖作用,同时还可加强外周组织对糖的利用,也有降低血糖的作用;促进脂肪酸氧化,增强儿茶酚胺与胰高血糖素对脂肪的分解作用
促进生长和发育	促进组织分化、生长与发育成熟,尤其是骨和脑的发育。幼年缺乏甲状腺激素出现呆小症

生 理 作 用	内　容　说　明
提高神经系统的兴奋性	不但影响中枢神经系统的发育,对已分化成熟的神经系统也有提高兴奋性的作用,还有兴奋交感神经系统的作用
强心作用	心率加快,加强心缩力,心排出量与心脏做功增加

▲11.15　甲状腺功能的调节

① 下丘脑-腺垂体-甲状腺轴:

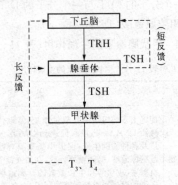

实线表示促进;虚线表示抑制

② 自身调节:血碘过高时可抑制 T_3、T_4 的合成与分泌,因此过量的碘可产生抗甲状腺效应。

③ 神经调节:交感神经兴奋促进 T_3、T_4 合成与释

放,副交感神经兴奋抑制分泌。

===== 第四节　甲状旁腺和甲状腺C细胞 =====

11.16　调节钙磷代谢激素及效应（表11-6）

表11-6　调节钙磷代谢激素及效应

激素名称	靶器官	效　　应
甲状旁腺激素	骨,肾脏,小肠	升高血钙,降低血磷
降钙素	骨,小肠	降低血钙,降低血磷
维生素 D_3	小肠	升高血钙,升高血磷

===== 第五节　肾上腺 =====

▲11.17　**糖皮质激素的生理作用**　① 对物质代谢的影响：促进糖异生,升高血糖;促进肝外组织,特别是肌肉组织蛋白质分解,加速氨基酸转移至肝,生成肝糖原;促进脂肪分解,增强脂肪酸在肝内的氧化过程,有利于糖异生作用。② 参加应激反应,提高机体的耐受性。③ 对水盐代谢的影响：有较弱的储钠排钾作用,还可降低肾小球入球血管阻力,增加肾小球血浆流量而使肾小球滤过率增加,有利于水的排出。④ 对血细胞的

影响:刺激骨髓造血,使红细胞、血小板和中性粒细胞的数量增加,而使淋巴细胞和嗜酸粒细胞减少。⑤ 对循环系统的影响:增强血管平滑肌对儿茶酚胺的敏感性(允许作用),有利于提高血管的张力和维持血压;降低毛细血管壁的通透性,减少血浆的滤出,有利于维持血容量;增强心肌的收缩力。⑥ 对神经系统的影响:提高中枢神经系统的兴奋性。⑦ 对消化系统的影响:促进消化道各种消化液和消化酶的分泌。⑧ 增强骨骼肌收缩力,抑制骨的形成,促进溶骨等。⑨ 药理剂量下可使用于抗炎、抗过敏、抗中毒和抗休克等的治疗。

▲11.18 糖皮质激素分泌的调节

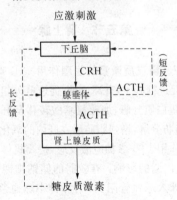

实线表示促进;虚线表示抑制

11.19　肾上腺髓质激素的作用　① 参与应急反应：机体遭遇紧急情况时，如畏惧、焦虑、剧痛、失血、脱水、低氧、暴冷暴热和剧烈运动等，交感—肾上腺髓质系统被调动起来，使机体产生各种适应性的反应。② 提高中枢神经系统的兴奋性，使机体处于警觉状态，反应灵敏。③ 呼吸功能加强，肺通气量增加。④ 心血管活动加强，心排出量增加，血压升高，血液循环加快，内脏血管收缩，骨骼肌血管舒张，而血流量增多，全身血液重新分配。⑤ 能量代谢加强，增加供能，肝糖原分解增强而血糖升高，脂肪分解加速而血中游离脂肪酸增多，葡萄糖与脂肪酸氧化过程增强。

▲**11.20　应激反应和应急反应比较**（表 11−7）

表 11−7　应激反应和应急反应比较

比较内容	应　激　反　应	应　急　反　应
引起的刺激	当机体受到各种有害刺激，如低氧、创伤、手术、饥饿、疼痛、寒冷及精神紧张和焦虑不安等	机体遭遇紧急情况时，如畏惧、焦虑、剧痛、失血、脱水、低氧、暴冷暴热和剧烈运动等
兴奋部位	肾上腺皮质系统	交感—肾上腺髓质系统
分泌的激素	ACTH、糖皮质激素	E、NE

第六节　胰　岛

▲11.21　胰岛素的生理作用（表11-8）

表11-8　胰岛素的生理作用

生理作用	内　容　说　明
调节物质代谢	促进组织对葡萄糖的摄取和利用,加速葡萄糖合成为糖原,抑制糖异生,促进葡萄糖转变为脂肪酸,使血糖水平下降;促进肝脏合成脂肪酸并转运到脂肪细胞储存,抑制脂肪酶的活性,减少脂肪的分解;促进蛋白质的合成过程,抑制蛋白质分解
调节能量平衡	有类似瘦素的作用,在整体水平参与机体摄食行为的调节。当机体的脂肪组织增加时,胰岛素分泌增加,通过提高交感神经系统的活动水平,增加能量消耗,提高代谢率;同时抑制摄食活动

第七节　其他激素

11.22　褪黑素的生理作用　① 加强中枢抑制过

程,促进睡眠;② 对腺垂体分泌的其他激素也有调节作用;③ 抗肿瘤、抗衰老的作用。

（江西中医药大学　伍庆华）

第十二章 ○ 生 殖

12.1 男性生殖器 主性器官是睾丸,附性器官有附睾、输精管、射精管、前列腺、精囊腺、尿道球腺、阴茎、阴囊等。

12.2 精子生成 曲细精管的精原细胞通过分裂、分化,依次经过初级精母细胞、次级精母细胞、精子细胞,最终形成精子进入管腔。

12.3 睾丸的内分泌功能 睾丸间质细胞能分泌雄激素,有睾酮、脱氢表雄酮等,其中活性最强的为睾酮。支持细胞能分泌抑制素。

▲12.4 睾酮的主要生理作用

(1)促进男性附性生殖器官的生长发育并维持它们处于成熟状态。

（2）促进副性征的出现并维持在正常状态。产生并维持性欲的作用。

（3）维持生精作用：促进生精细胞的分化和精子的生成。与生精细胞的相应受体结合,促进精子生成。

（4）影响代谢：① 促进蛋白质的合成;② 影响水、盐代谢,有利于水、钠在体内适度的保留;③ 使骨骼中钙、磷沉积增加;④ 刺激红细胞的生成,使体内红细胞增多。

（5）影响胚胎的发育：在雄激素的诱导下,含有 Y 染色体的胚胎向男性方向分化。睾酮促进内生殖器的发育,而双氢睾酮则主要刺激外生殖器发育。

12.5 下丘脑-腺垂体-睾丸轴对睾丸活动的调节

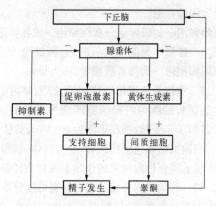

+：代表促进；－：代表抑制

第二节 女性生殖

12.6 女性生殖器的组成 女性的主性器官是卵巢,附性器官有输卵管、子宫、阴道、外阴等。卵巢也具有双重功能:生卵功能和内分泌功能。

12.7 卵巢的生卵功能 出生后两侧卵巢中有30万~40万个原始卵泡,每个原始卵泡内含有一个初级卵母细胞,原始卵泡历经初级卵泡、生长卵泡,最后形成成熟卵泡。每个月有15~20个原始卵泡同时生长发育,但一般只有一个卵泡可发育成优势卵泡,其余卵泡则退化为闭锁卵泡。

原始卵泡→初级卵泡→次级卵泡→成熟卵泡

12.8 排卵 卵泡成熟后破裂,卵细胞、透明带与放射冠同卵泡液一起排入腹膜腔,称为排卵。

12.9 黄体及其退化 排卵后,卵泡壁内陷,残存卵泡内的颗粒细胞与内膜细胞转变为黄体细胞,形成黄体。若卵子未受精,则在排卵后9~10天黄体开始变性,最后细胞被结缔组织所代替,成为白体;如卵细胞受精,在人绒毛膜促性腺激素的作用下发育为妊娠黄体。

12.10 卵巢的内分泌功能 卵巢可以分泌多种激素,其中主要有雌激素、孕激素和少量雄激素。体内分泌的雌激素有雌二醇、雌三醇和雌酮 3 种,其中雌二醇的分泌量最大,活性也最强。

▲12.11　**雌激素的主要生理作用**　① 促进女性附性生殖器官的生长发育:促使子宫肌增厚并提高子宫肌对催产素的敏感性;促进子宫内膜增殖变厚并使其中的血管及腺体增生。② 促进并维持女性副性征的出现:如刺激乳腺导管延长,脂肪、结缔组织增生,乳晕出现,乳房增大等。③ 对代谢的影响:促进肾小管重吸收钠并提高肾小管对抗利尿素的敏感性,故有保钠保水作用;增加蛋白质合成,钙盐沉着,对青春期生长发育有促进作用。

12.12　雄激素与雌激素生理功能对比(表 12-1)

表 12-1　雄激素与雌激素生理功能比较

	雄 激 素	雌 激 素
蛋白质代谢	促进蛋白质的合成,特别是肌肉、骨骼内的蛋白质	促进肌肉蛋白质的合成
钙、磷代谢	使骨骼中钙、磷沉积增加	促进钙和磷的代谢 刺激成骨细胞的活动 加速骨骼生长
水、盐代谢	有利于水、钠在体内适度的保留	促进肾小管对水和钠的重吸收 增加细胞外液的量 有利于水和钠在体内保留
红细胞	刺激红细胞的生成,使体内红细胞增多	

▲12.13 **孕激素的主要作用** 孕激素主要作用是保证胚泡着床和妊娠的维持。① 对子宫的作用：在雌激素作用的基础上，进一步促使子宫内膜和其中的血管、腺体增生，并引起腺体分泌；能使子宫和输卵管平滑肌活动减弱，从而控制受精卵运行，利于着床和防止流产；使宫颈腺分泌少而黏稠的黏液，不利于精子通过宫颈管。② 对乳腺的作用：促进乳腺腺泡的发育，为分娩后泌乳作准备。③ 产热作用：孕激素可促进机体产热，使基础体温升高。这一基础体温的改变作为判断排卵日期的标志。

12.14 **雌激素与孕激素生理功能对比（表 12-2）**

表 12-2 雌激素与孕激素生理功能比较

对比内容	雌 激 素	孕 激 素
子宫平滑肌	促进子宫平滑肌的增生 提高子宫平滑肌对催产素的敏感性	使子宫平滑肌的兴奋性降低 减少子宫平滑肌的活动 抑制母体对胎儿的排斥反应 降低子宫肌对催产素的敏感性
子宫内膜	子宫内膜发生增殖期的变化 内膜逐渐增厚 血管和腺体增生，但不分泌	子宫内膜进入分泌期 内膜进一步增生变厚 且腺体分泌

对比内容	雌 激 素	孕 激 素
子宫颈	子宫颈分泌稀薄的黏液有利于精子的通过	减少子宫颈黏液的分泌量，使黏液变稠不利于精子通过
输卵管阴道	促进输卵管的运动刺激阴道上皮细胞角化使阴道分泌物呈酸性增强抗菌作用	抑制输卵管收缩
女性副性征	雌激素可促进乳房发育刺激乳腺导管和结缔组织增生使脂肪和毛发分布具有女性特征	促进乳腺腺泡的发育，为分娩后泌乳作准备
对代谢的影响	影响钙和磷代谢有利于水和钠在体内保留促进肌肉蛋白质的合成	具有产热作用，使基础体温升高

▲12.15　**月经周期**　女性从青春期开始，在卵巢分泌类固醇激素的作用下，子宫内膜发生周期性剥落出血，经阴道流出的现象，称为月经。由于具有明显的月周期性，又称为月经周期。

12.16　**月经周期中子宫内膜的变化**　根据子宫内

膜的变化可将月经周期分为三期,依次为增殖期、分泌期、月经期(表12-3)。

表12-3　月经周期中子宫内膜的分期及其特点

分　期	时　间	内　容
增殖期	从月经停止至排卵(大约10天)	卵巢中的卵泡处于发育和成熟阶段,不断分泌雌激素,促使子宫内膜增生变厚,其中的血管、腺体增生,但腺体尚不分泌。此期末,卵泡发育成熟并排卵
分泌期	排卵后至下次月经出现前(13～14天)	排卵后的残余卵泡形成黄体,继续分泌雌激素和大量孕激素,促使子宫内膜进一步增生变厚,血管扩张充血,腺体迂曲并分泌。子宫内膜变得松软并富含营养物质;子宫平滑肌相对较静止,为胚泡着床和发育作好充分准备
月经期	从月经开始至月经停止(4～5天)	由于排出的卵子未受精,排卵后9～10 d,黄体开始退化、萎缩,雌激素、孕激素分泌迅速减少。子宫内膜由于突然失去这两种激素的支持,血管痉挛,导致内膜缺血、坏死、脱落和出血,即月经来潮

12.17　月经周期形成的机制(表12-4)　主要受下丘脑-腺垂体-卵巢轴活动的调控。

表 12-4 月经周期的形成机制

分　期	时　间	相当于卵巢	机　制
增殖期	第6~14天	卵泡期后期	下丘脑分泌的 GnRH 增多，使腺垂体分泌 FSH 和 LH 也增多，FSH 与 LH 配合，使卵泡分泌雌激素。在雌激素的作用下，子宫内膜发生增殖期的变化 雌激素在血中的浓度达到最高水平，通过正反馈作用使 GnRH 分泌进一步增加，进而使 FSH 特别是 LH 的分泌达到高峰，在 LH 峰的作用下，已发育成熟的卵泡破裂排卵
分泌期	第15~28天	黄体期	卵泡排卵后，卵泡壁形成黄体，黄体分泌雌激素和大量孕激素，使子宫内膜发生分泌期的变化
月经期	第1~5天	卵泡期早期	到排卵后第8~10天，孕激素和雌激素分泌增高，通过负反馈作用抑制下丘脑和腺垂体，使 GnRH、FSH 和 LH 分泌减少，黄体开始退化、萎缩，子宫内膜由于突然失去了这两种激素的支持，便脱落出血，进入月经期

第三节　妊娠与分娩

12.18　精子获能　精子必须在女性生殖道内停留一段时间后，才能获得使卵子受精的能力。

12.19　顶体反应　卵子由卵泡排出后，很快进入输卵管的伞端，依靠输卵管平滑肌的运动和上皮细胞纤毛的摆动到达受精部位，当精子与卵子相遇时，精子的顶体释放顶体酶以溶解卵子外围的放射冠与透明带，协助精子进入卵细胞，这一过程称为顶体反应。

12.20　受精　精子和卵子结合的过程，精子穿入卵子并与卵子融合的过程。

12.21　着床　胚泡植入子宫内膜的过程。

12.22　妊娠　是指母体内胚胎的形成及胎儿的生长发育过程，包括受精、着床、妊娠的维持及胎儿的生长。

12.23　分娩　是成熟胎儿及其附属物从母体子宫娩出体外的过程，是一个正反馈过程，受到催产素的调节

12.24　妊娠的维持及激素调节　正常妊娠的维持主要依赖于垂体、卵巢及胎盘分泌的各种激素的相互配合。

12.25　胎盘激素(表 12 - 5)　胎盘还可提供维持妊娠所必需的一些激素,主要有人绒毛膜促性腺激素、雌激素、孕激素等。

表 12 - 5　胎盘激素种类及其主要作用

激　素	化学性质	作　用
人绒毛膜促性腺激素	糖蛋白	① 刺激母体的月经黄体转变为妊娠黄体,并使其继续分泌大量雌激素和孕激素,以维持妊娠的顺利进行;② 抑制淋巴细胞的活性,防止母体产生对胎儿的排斥反应
雌激素和孕激素	类固醇	胎盘分泌雌激素和孕激素逐渐增加,接替黄体的功能以维持妊娠,直至分娩
人绒毛膜生长素	多肽	调节母体与胎儿的糖、脂肪及蛋白质代谢,促进胎儿生长

第四节　性生理学

12.26　青春期　是从少年到成年的过渡阶段,是性发育成熟的时期,性器官发育成熟并开始具备生育能力。

12.27　青春期突长　进入青春期后,身高上升速

度明显加快,称为青春期突长。男性则以睾酮的作用最明显,女性以雌二醇为最重要。

12.28 男性第二性征 主要表现为声调变低,喉结突出,长出胡须、腋毛和阴毛,肌肉发达,出现男性特有的气味等。

12.29 女性第二性征 主要表现乳房逐渐增大,乳头突出,骨盆变大,皮下脂肪增厚,腋毛和阴毛相继长出,出现女性特有的气味等。

12.30 男性性器官的发育(表 12-6)

表 12-6 男性性器官发育的分期及其特征

分　期	时　间	特　征
第一期	9～12 岁	生精细胞仅有精原细胞和精母细胞,睾丸间质细胞可分泌少量睾酮,附性器官仍处于幼稚状态
第二期	12～15 岁	睾丸体积迅速增大,曲细精管明显发育,出现精子细胞和精子,但精子数量尚少 间质细胞分泌睾酮增加,使精囊、阴茎、前列腺等附属性器官快速生长
第三期	15 岁以后	睾丸及附属性器官已接近成人大小,精子数量及睾酮的分泌与成人相似

12.31 女性性器官的发育 在青春期,卵巢体积增大,并开始有卵泡发育。在雌激素的作用下,阴蒂、大

小阴唇等均开始发育。

12.32　**性兴奋和性行为**　性兴奋指当人在精神或肉体上受到有关性的刺激时,性器官和其他一些部位会出现一系列生理变化。性行为主要是指在性兴奋的基础上,男女两性发生性器官的接触或交媾,也包括虽无两性性器官的接触,但与性器官有联系的行为,如性自慰等。

12.33　**男性的性兴奋与性行为**　男性性兴奋反应除心理性活动外,主要表现为阴茎勃起和射精。射精是男性性高潮时精液经尿道射出体外的过程,分为移精和排射两个阶段。

12.34　**女性的性兴奋与性行为**　主要包括阴道润滑、阴蒂勃起及性高潮。

（山西医科大学汾阳学院　高胜利）